New life
19

New life

19

秘修學徒的高等靈性修練法門

接通靈性世界、領悟生命真義的靈修指南

How To Know Higher Worlds
A Modern Path of Initiation

魯道夫・史代納（Rudolf Steiner）一著
鄧捷文一譯

NewLife 19

秘修學徒的高等靈性修練法門：
接通靈性世界、領悟生命真義的靈修指南

原著書名　How To Know Higher Worlds：A Modern Path of Initiation
原書作者　魯道夫・史代納（Rudolf Steiner）
譯　　者　鄧捷文
封面設計　林淑慧
主　　編　劉信宏
總 編 輯　林許文二

出　　版　柿子文化事業有限公司
地　　址　11677臺北市羅斯福路五段158號2樓
業務專線　（02）89314903#15
讀者專線　（02）89314903#9
傳　　真　（02）29319207
郵撥帳號　19822651柿子文化事業有限公司
投稿信箱　editor@persimmonbooks.com.tw
服務信箱　service@persimmonbooks.com.tw

業務行政　鄭淑娟、陳顯中

初版一刷　2020年1月
定　　價　新臺幣399元
I S B N　978-986-98513-0-5

國家圖書館出版品預行編目(CIP)資料

秘修學徒的高等靈性修練法門：接通靈性世界、領悟生命真義的靈修指南 / 魯道夫.史代納(Rudolf Steiner)著；鄧捷文譯. -- 一版. -- 臺北市：柿子文化, 2020.12
　面；　公分. -- (NewLife ; 19)
譯自：How to know higher worlds : a modern path of initiation

1.心身醫學 2.靈修

415.9511　　108019624

這是文明人類所需要的靈修方法

許姿妙醫師

身為醫師而長期與病人工作，我不得不說出「不改變，就生病，甚至死亡」這樣殘酷的事實。人吃五穀雜糧，生活在忙碌壓力之中，有時候生病也是在所難免。但是卻鮮少有人思及，不論是大病或小病，其背後都有更深層的意義。

我們這個時代，醫療界最棘手的問題就是癌症，根據主流醫學統計，有三分之一的人罹患癌症，有四分之一的人死於癌症。癌症也是醫療界投入最多資源進行研究的疾病，每年大約有二萬篇以上關於癌症的研究被發表出來，但是治療的成功率仍然很低，所以醫學界認為癌症是我們這個時代的疾病。然而，在大約一百年前，魯道夫・史代納先生早已告訴醫生們：「癌症是要來療癒這個時代的一種疾病。」

這聽起來似乎很弔詭，癌症是一種疾病，應該是它要被療癒，怎麼變成它要來療癒這個時代？而我們這個時代到底出了什麼問題需要被療癒？魯道夫・史代納則說：「這是一個物質主義的時代，人們已經忘記自己從哪裡來，更不知道要往哪裡去。」他還說：「人類會發明一種對抗思考（使人變得不會思考）的醫療。」孩子一出生就注射各種疫苗，濫用退燒藥及消炎藥，於是孩子的身體逐漸硬化，靈魂感受也跟著硬化，一段時間之後，就無法想像人類有靈魂和意識的存在，甚至以為「那些認為有靈性世界存在的人」是頭腦有病而產生幻覺。

大約在五十年前，癌症是被稱為細胞「增生」。但是現在醫學界把癌症稱為「惡性」腫瘤，人們把道德性的字眼放入疾病中，這是一種病態的擬人化。把癌細胞稱為惡性，是因為它具有侵略性，而且會穿破健康器官的屏蔽，主流醫學既認為它們是惡性的侵略，所以想出來的對抗方法，當然就是極盡所能殺滅它們，這是物質主義單純而侷限的想法。試想，當一個人離家出門時沒有將門窗鎖好，回家時赫然發現家裡被洗劫一空，然後就怪罪盜賊很惡性，完全沒有反省自己忘記關好門窗的罪責。

這就是我們這個時代的疾病，人們「忘記要向內看」、「忘記要問自己」，處在逆境的時候總是向外咎責，最方便的推卸便是委之於身外之物，例如：神明位安不好、風水不好、房屋格式不對、運氣差勁、有陰魂來纏、煞氣太重、有人相剋……卻從未考慮到自己的過錯或是自己正氣不足。

魯道夫．史代納先生是具有靈視能力的先知先覺者，他認為打造符合二十世紀文明所需求的靈修方法是自己的使命，因而精心撰寫這本書。透過本著作，引導成年人反求諸己向內看，正確走向更高層的境界，而了解生命中所有面向的可能性。而為了孩子將來可以順利踏上靈修的道路，他則創辦了華德福教育，來為孩子預備各種基本功，讓孩子在生活與學習中自然而然地與宇宙法則連結。例如在本書中所提到的靈修的先決條件，「崇敬之道」和「堅持每天有固定時間冥思的意志力」，則是在華德福幼兒教育中就已落實，也就是培養孩子的意志力的四個小幫手——崇敬的心、想像力、規律的作息、提供值得模仿的環境。

我個人期望，魯道夫．史代納先生用心良苦為人類所建構的安全穩當的靈修方法及教育方法，能為這個逐漸硬化而黑暗的物質世界注入活力和光明。

本文作者為「華德福大地實驗教育學校」創辦人兼駐校醫師、「許姿妙中醫診所」負責人。

保持崇敬謙遜的心，為自己找到生命的答案

吳靜雯醫師

從小，我被父母「暗示」要成為一位無神論者，因為這樣可以「省去」很多的麻煩，他們可能也想幫孩子們省去很多的未知、恐懼，或是被詐騙。但是我在小學時，自己用邏輯推理出：人除了肉體以外，還有看不見的成分存在。

因此，往後的日子對我來說，是直接去探究：究竟這個世界為何而生成？人類和其他物質由何而存在？而不是擺盪在有神或無神論之間。

因為自小生命史中種種的遭遇，我選擇了中西醫雙主修，並陸續接觸了：慈濟、一貫道、基督教……

到了我生命第三個七年，還有一段密集經驗「離別」的痛苦過程：兩個月內直系親屬接連過世、自己得到癌症、男友劈腿等等。在極大的痛苦下，正式開啟了我對宇宙和生命極大的探究動力，也開啟了我的療癒之旅。

在幾年的時間內，我密集接觸各種法門，如家族系統排列、無相氣學、超覺靜坐、幸福的科學、催眠、與神對話、奧修靜心、奇蹟課程、伶姬、深層溝通（包括前世回溯）天功、辟穀功、能量治療、針壓養生術（TAT）、園藝治療、黃庭禪、山達基、聖塔達瑪、阿納斯塔夏、賽斯、人智學等，後期對人生「謎團」陸續清晰，而開始著眼於療癒和教養：瑜伽醫療、靈擺、良導絡、氣場儀、腦波儀、心理治療、敘事治療、順勢療法、花精療法、人智醫學、華德福、阿德勒……。

而史代納的這本書，已是跳脫了對生與死的謎題。這本書雖然是寫給已經確立要走心靈提升這條路的朋友，且是實用而全面的法門。但是對前世今生、生命的由來有疑問者，也可以從本書中得到一些蛛絲馬跡。

史代納的書常是助眠良伴（抱歉必須說實話），但多少的夜晚裡，我卻因為想著要靜靜品嚐這本「高等靈性修練法門」而失眠了。夜深人靜時，我就這樣從三個稚子的床邊溜走，帶著滿滿的好奇和感謝，一次次慎重地翻開這本書。

打開這本書，就像打開了潘朵拉的盒子一樣！史代納並不限制貧賤富貴，願意把這樣的秘修法開放給每個人，要的只是你保持著崇敬、謙遜的心！當一個人真正明瞭是宇宙的浩瀚和眾生成就了你的力量以後，這是必然會產生的一種敬畏。

這本書可說是史代納著作中最容易入手的一本，加之翻譯者兼顧了「信達雅」，整體讀來毫無疑問，並且可以舒暢地讀完。

在讀到火的試煉的那一段：「由於人生歷練豐富……早已學會以沉著冷靜、寬宏大量的心性，懷抱堅不可摧的力量來承受磨難、失望與挫敗。以此方式克服自身體驗的人，儘管自己尚不明瞭，卻早已是經歷啟蒙之徒，只需稍加心力，便能開啟靈性耳目，成為洞見之人。」（第三章）我想到我曾經的淚水和被撕裂的心，原來這些的確是「禮物」，助我走到如今的道路上。

但我也謹記史代納在第一章就講到的：「只有踏入謙遜之門的人，才能攀上靈性的高峰。」切不可以為自己有特殊的人生體驗或靈修體驗而自傲自滿。我遭遇到的死亡、疾病、背叛，這些人事物，正如「史老大」所說的：「只有當我鍾愛某種事物，它才會顯現在我眼前，而每次的體現都應該使我充滿感激之情，因為我已變得更加富有。」（第五章）

我常跟個案說：「不要懼怕自己有負面情緒，把握這個契機，我們一起去看看它，如果一個人沒有痛苦憤怒、情緒波瀾，何來覺察的機會呢？」佛家所說的「煩惱及菩提」，也是這樣的意思。

而我曾經在幾個谷底時，對存在意義所失去的信任，其實在這十幾二十年探索的過程中，已一一找回，但看到史代納寫到：「我們必須……對於生命存在的強大力量培植出無可撼動的信任。」（第二章）我更彷彿收到他當面的支持和肯定。

「某天，你將能與我的形體統合，但只要仍有他人限於不幸之中，我便無法感受全然的幸福！」（第十一章）、「縱然你將自己的命運與他人分離，卻依然與眾多有情生命相互羈絆……如果你使自己與同胞斷絕，必將濫用只有與眾人為伍才能修得的力量。倘若他們未曾降生在感官世界，你也將無法降生，沒有他們，你必缺少成為超感官存在所不可或缺的力量。所以，你必須將眾人助你修得的力量與眾人分享。」（第十一章）八萬劫眾生是因互相感召，互相牽引入輪迴的。地藏王菩薩誓言：「地獄不空誓不成佛。」史代納講得更嚴格：不用發誓，地獄不空，即便你要成佛也成不了。

史代納在講到地球和人類演化時，由古土星開始講起，關於這過程，我曾聽過一個很生動的比喻：兩個小學生去偷摘樹上的楊桃，必須互相合作才摘得到，也就是一個在上面摘，一個則必須在下面被踩著，才能成就上面那個人。那個被踩著的、向下沉淪的力量，也就是幫助我們今日可以有這個肉身來世間體驗的力量。所以，我們能不感激眾多有情生命嗎？史代納自己就是最佳典範，必須「傾全力使以往的世界與同胞獲得解脫」（第十一章），因為「為了使人類誕生並持續生存，背後需要多少契機！我們虧欠大自然與其他人太多了」（第五章）。

若沒有月亮反射太陽光，我們在夜晚是感覺不到太陽的；若沒有太陽，我們根本看不到月亮，也不會知道月亮的珍貴。死亡，如同月亮升起，不是結束，為的是另一個提升機會的開展！

而史代納的文章，常常會呈現一種旋律，在本書中，我們可以看到如下圖所示：

1. 第一章所提到的條件：謙遜，呼應了最後一章（第十一章）靈修的條件：無私，這比較是對外應有的態度。
2. 第二章所講的：需要勇敢、耐心與對生命的信任，呼應了倒數第二章（第十章）所說的「勇敢與為自己負責」，兩章都是內在必須具備的條件。
3. 第一和第二章又互相呼應，提到生死之門的關卡。
4. 最後兩章也互相呼應，提到感官和超感官之門的關卡。
5. 第四章與第五章連貫，提醒細節——實作的精要與七大守則。
6. 第六章似一株植物開花結果，講到脈輪靈性之花的開展與四體（物質、乙太、星芒、高等自我）。

7. 第七章與第八章連貫，一章講夢、一章講睡。
8. 第三章呼應第九章，前者在講火水風的「試煉」，後者在講「誘惑」。
9. 而第一、二章便與第十一、十二章呼應。以肉體生死為本書起頭，感官世界生死為本書結尾。

整體來說，呈現著如下圖的一個旋律：

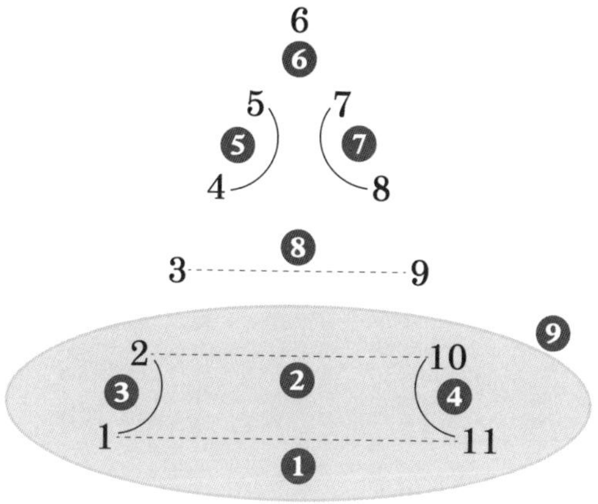

你可以倒著讀、跳著讀、對應著讀……但是，重要的是行動：準備好一顆種子、一株植物、謙遜的心和無私的願力，我們開始吧！

本文作者為「吳靜雯診所附設吾鏡自然療癒中心」院長。

超脫時空限制的靈修操作手冊

丹尼爾

Daniel

所謂的經典，就是要具有超越時代限制的核心本質。因此，雖然這是一本百年前寫成的靈修操作手冊，但是百年後讀來仍然覺得新鮮毫不過時；西方的經典常有不同的人翻譯，有人翻譯得古意，而這本書則用現代的語言詮譯，符合史代納博士希望大家能看懂，並進一步修練的期待。

在譯稿中處處都可看見譯者的用心，能把握住許多重要的概念，也希望讀者能在讀懂之後，進一步依照書中的指示修練，讓大家都有機會「推開高等境界之門」，在此誠心地向大家推薦。

本文作者為塔羅教父，亦是神秘學作家。於占星學、塔羅牌、神秘學、人智學及神智學等領域均有深入研究。

追尋生命真諦不可多得的好書

上官昭儀

魯道夫・史代納是我無形界的師父，喜聞他的書推出，我當然義不容辭的要推薦。

魯道夫八歲時，就已經覺察世界上同時存有可見和不可見的生命與事物，他的父親發現他的能力後，即加以培養，而他自己則理解到，做為自我意識的體驗中，就已經是處於靈性世界了。這個領悟，在我年幼時也已經明白，所以第一次接觸到他完整靈性科學論文，以及他對於藝術的觀點後，對自小就能體悟色彩能量的我來說，真的是發現了啟蒙者。他也提到，每個人都會在生命的道路上遇見啟蒙師，啟蒙師也可能以可見或不可見的方式出現，於是我知道，他就是我的無形啟蒙師。也因為我相信有形和無形並存，並且也可以見到這兩種世界的同時存在，隨著年歲增長，更體會到遵循自然科學法則進行內觀的實踐力量，因此對於他在一百多年前開始撰寫的論文，便開始深深的著迷。甚至，如果要我寫推薦序，可能我都可以寫出一本書來撰述他的論點與實踐吧！

「內在體驗是窺見外在世界瑰麗容貌的唯一鑰匙」，身為秘修學徒的我們，在五十年前是一種神秘體驗，但到了今日，卻是一個可以公開奮鬥開創的目標。

本書出版也正好遇上我的新年度弟子班選書時刻，雖然每月我都推薦內地和臺灣的弟子們一本值得研究的好書，但若是談到西方的神秘啟蒙，魯道夫・史代納絕對是第一人。對於努力追尋生命真諦，並渴望可以力行實現在生活中的弟子班學生來說，從個人到宇宙萬物的連結指引，這正是課後一本不可多得的參考專書。

我無法形容內心的雀躍，只能以短短的文字，傳遞被豐盛過的靈魂能量給正在閱讀本文的你。邀請你，一起走進探索與實現的靈性世界，你終將明白，在量子物理學中提到的一切物質源自於無形，是一種什麼樣的幸福感受。而這種不斷的超越自我，只有成為生命秘傳的學徒，你才能夠得以入門。

本文作者為ICEM色彩能量管理學創辦人、療癒科學教育家。

關於魯道夫・史代納

魯道夫・史代納生於一八六一年，於一九二五年去世。他在自傳《我的人生之路》中清楚表示，「自由哲學」所涉及的問題，在他生命中佔有舉足輕重的地位。

他的父親是奧地利鄉村地區的站長，他也在此度過童年時光。史代納八歲時便已察覺世界上同時存在著可見與不可見的生命與事物，在寫下身處這個時代的體驗時，他說：「……靈性世界的現實對我而言，就與物質世界同樣明確。然而，我覺得有必要為這番假設提出理由。」

在發現史代納的能力後，父親將他送到維也納新城的實科中學，後來又送到維也納的工業大學。求學期間，史代納必須透過獎學金與家教費來養活自己，他十分努力學習與精進超越修課範圍外的更多科目，並且總是回歸知識本身的問題。他非常清楚：一個人在作為自我意識的體驗中，其實正處在靈性的世界中。雖然他參與了周遭所有社會活動，包括藝術、科學、甚至政治，但他也寫下了，「當時更重要的是，需要找到這個問題的答案：該如何證明，真實的靈性是人類思維當中的媒介？」

他對哲學進行深入研究，特別是康德（Immanuel Kant）的著作，但他並未找到哪種思維方式能夠比擬靈性世界的知覺。因此，史代納只能從自己對真理的追尋中發展出一套知識理論，而這項理論以直接體驗思想的靈性本質作為開端。

身為學生，當有人要求史代納編輯歌德（Johann Wolfgang von Goethe）關於自然的著作時，他的科學能力便受到了認可。從歌德身上，他看見一位能夠感知自然界靈性的人，只是他並未將此認知與靈性的直接感知畫上等號。

透過洞悉他對自然的看法，史代納能夠對歌德的科學成就帶來新的理解。由於現有的哲學理論皆無法將這種觀點納入考量，也由於歌德從未明確闡述他的人生哲學，史代納只能透過在一八八六年出版名為《歌德世界觀所蘊含的知識理論》的入門書籍，來滿足這項需求。他對歌德幾本科學著作與不同章節（一八八三至一八九七）的介紹，都已收錄至《科學家歌德》一書中，這些都是對科學哲學的珍貴貢獻。

在此期間，史代納自身的哲學思想也逐漸成熟。一八八八年，他遇見先前已經長時間書信往來的愛德華・馮・哈特曼（Eduard von Hartmann）。他描述了自己身上的寒蟬效應（chilling effect），乃是來自悲觀主義哲學家否定了思想能夠觸及現實的可能性，卻又永遠無法擺脫虛幻的空想，但他心中已然清楚地意識到如何來克服這些障礙。

他並未止步於知識的問題，而是將他的思想從這種境界帶入倫理的領域，用以幫助解決人類自由的問題。他希望展現，即便未以他人設下的行為規範為根基，道德仍然具有確切的基礎。

同時，他的編輯工作使他從鍾愛的維也納來到威瑪。在此，史代納努力實現將自身觀點推向全世界的使命。他對靈性的觀察，全然具有科學的精確性，然而他對於思想現實的體驗，在某種程度上則類似神秘主義者的體驗。神秘主義透過信念呈現當前知識的強度，卻只涉及主觀印象，無法著眼於人類以外的現實。另一方面，科學包含了關於世界的觀點，即便這些觀點主要屬於物質主義。藉由從思想的靈性本質出發，史代納得以塑造對於靈性世界的觀點，就如同自然科學的思想對於物質的觀點一樣。因此，他可以將自己的哲學描述為，「遵循自然科學方法進行內觀」的成果。他首先在博士論文《真理與知識》中概述了他的觀點，論文的副標則是「『自由哲學』的前奏」。

一八九四年，《自由哲學》出版了，構成他人生中心的內容，由此表露於世人面前，但並未獲得世人對其理解，史代納因而深感失望。哈特曼的反應很典型，他並未接受「思想可以在世界上造就靈性的現實」這項發現，而是繼續認為「靈性」僅僅是存在人類思想中的概念，自由則是基於無知的幻覺。這也是史代納開創自身哲學時的當代基本觀點。

然而，在其他人眼中，史代納其實已經為靈性的知識奠定出穩固的基礎，如今他已感受到，能夠不受拘束地在此領域中追求他的研究。《自由哲學》總結了他所塑造的觀點，用來解決迄今為止主宰左右他人生的謎題。他寫道：「更進一步地，便是要找尋正確形式的思想，來表達靈性世界本身，而這是個難題。」

史代納待在威瑪的期間又寫了兩本書，分別是靈感來自於年邁哲學家訪談的《自由鬥士：弗里德里希・尼采》，以及將他在此領域的工作付諸圓滿的《歌德的世界觀》（一八九七）。之後，他搬到柏林接管一本文學雜誌的編輯工作，他在此寫下《哲學之謎》（一九〇一）以及《神秘主義與當代思想》（一九〇一）。他也展開日漸增多的授課活動，但他真正的使命在於，深化他對靈性世界的知識，直到他能發表這項研究豐碩成果為止。

他的餘生都致力於建立完整的靈性科學，他並將其命名為「人智學」。他最重要的發現，便是直接體驗了基督的現實，這也很快地成為他教學的中心。他出版的許多書籍和講座都闡述了他宏偉的願景。他從一九一一年起，也開始跨足藝術領域（戲劇、繪畫、建築，及優律思美〔Eurythmy，此字源自希臘，意指和諧有韻律的動作〕），展現了能從靈性視野中汲取而來的創造力。

對於一九一四至一九一八年一次世界大戰這場災難的反應，他展現了如何透過洞察人類的本性，以及他的倡議，在教育、農業、醫療和醫學領域所獲得的實際成果，為社會領域賦予新的生命。

在經過幾年的積極活躍、已然成為全球運動的領導者後，他去世了，留下了無疑使他成為科學時代第一位啟蒙者的成就。人智學本身即是一門科學，以觀察的成果作為穩固的基礎，而任何準備遵循他所開拓這條精進道路之人，都能隨時跨足涉獵，而這條路的起點，就從本書中所提出、對於內心自由的努力追尋開始。

麥可・威爾森（Michael Wilson），一九六四
摘自《自由哲學》序言

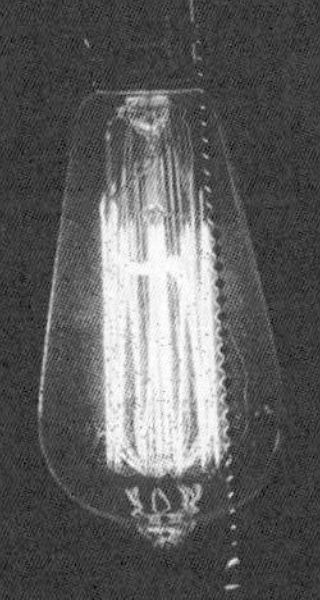

CONTENTS

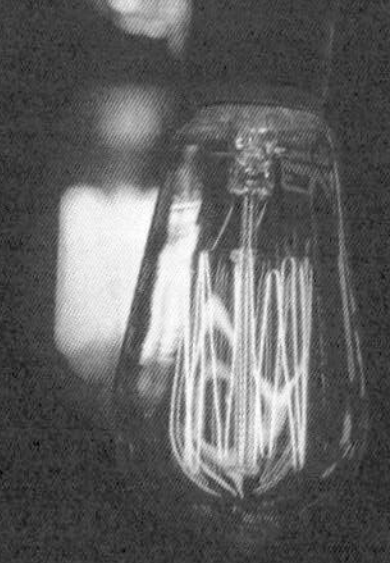

CONTENTS

序言

亞瑟・札恩（Arthur G. Zajonc）

我們所生活與行動的世界，存在著一個隱藏於身體感官之外的深層境界。然而，其實每個人都擁有一種特別的能力，只要經過鍛鍊，便能將隔絕我們與靈性知識的那層帷幕掀去。

在本書中，魯道夫・史代納描繪出一條通往內在平靜與提升靈性能量的靜心之路，最終並為我們揭開了這層神秘面紗。

這條路雖然漫長，卻安穩無比，而且對所有人敞開大門。其所帶來的豐碩成果，包括內在的寧靜、力量與智慧，不僅造福於探尋者，也使其他人得以受惠，而且現今的世界確實比以往更迫切需要源自於靈魂的洞見與行動。

因此，《秘修學徒的高等靈性修練法門》不單是個人的靈性指南，更是透過自覺，對現實世界體現大愛的道路。

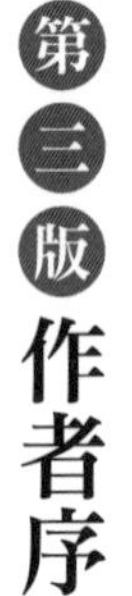

第三版作者序

本書是以「認識高等境界」為題所著系列文章的第一部，第二部將於稍後推出。然而，如果想探討人類覺知超感官世界所必經的內在發展，這類著作則必須伴隨引導性評述，才能以嶄新的面貌公諸於世。

本書所要傳達關於人類靈性發展的層面，旨在滿足各種不同需求。首先，是為了協助傾心關注靈性科學研究成果的人，因為他們在研究過程中不禁都會提出質疑，那些宣稱對生命奧秘有所見解的人，到底是從何處獲取知識的？靈性科學對於這類奧秘當然有一番說法，但假如我們希望親身體驗靈性科學的立論基礎，就必須使自己獲得超感官的認知。換言之，我們必須依循本書所闡述的求知路線前進。

但如果認為靈性科學的傳達，對那些沒興趣或苦無機會尋求此道之人毫無價值可言，那可就錯了！想研究這類真相的人，自然必須掌握足以踏入超感官世界的能力。不過，一旦有人摸索過這個境界，並且將自身的體認廣為流傳，即便是未能親身理解真相之人，也能據以對此產出相當程度的評斷。

事實上，在不抱持偏頗心態的前提下，只要透過客觀判斷，就能驗證靈性科學所呈現的許多知識。

唯一的重點在於，我們不能讓自身的中立觀點，受到現代人生活中普遍又數不勝數的偏見所影響。舉例來說，我們很可能容易產生異議，認為靈性科學的觀察違背了某些現代科學發現。但事實上，科學發現並未與靈性研究背道而馳。我們或許很常「感覺」科學證據的某些部分與靈性科學所表現出來的高等境界相互矛盾，但這是因為我們並未抱持中立態度，並且是從不同觀點來檢視科學發現。其實我們應該發現，當我們以越開放的心態，來比對靈性科學與科學研究的正面成果，就越能體會兩者之間的諧和同調是多麼美妙。

不可否認，靈性科學有某些面向或多或少跳脫了純粹的理智判斷。但即便如此，只要我們理解，判斷真相的要件不只有理性，也包含了健全的感受，那我們還是可以在不同面向之間建立起正確的關連。如果不讓同情心或厭惡感誘使我們偏向特定的成見，而是讓邁入超感官世界的靈性科學見解，透過不帶偏見的態度來指引我們，就能尋得對於事實的真切感受與評斷。

除了這種健全感受外，那些無法或不願涉獵超感官知識的人，仍然能以其他的方式驗證靈性科學見解。即便只是透過靈性研究者所傳達的體驗，他們也能感受這番見解對於生命的價值。

雖然我們無法在轉眼間成為「先知」，但一個人如果能有這番視野，他的認知洞見仍然是滋養眾人的食糧。每個人都能將這等見解應用於人生之中，屆時，我們很快就能了解生命中所有面向的可能性，也能體會無視此等灼見的人生，是多麼的匱乏。的確，只要能將此感知正確地應用在生命之中，對於超感官世界的認識絕非不切實際，反而是再切合實際不過。

不願踏足高等認知之路的人，如果對於此番洞見懷抱著興趣，或許會問：「先知是如何探得這等事實？」本書就是希望讓這些人能概略認識，涉足超感官世界的必需條件，也試圖對靈性之路多所描述，使那些未能切身探索之人，也能夠對於探索者的論述投以信任。

一旦我們意識到靈性研究者的舉止，即可了解其箇中道理。他們對於邁向高等境界之路的描述，或許能讓我們留下深刻印象，藉以明白他們的體認，如何使我們有所啟發。因此，希望增強並確認自身對於真相的觀感，以及對超感官世界的事實有所感受之人，本書或可為其所用。

不過，本書也能指引那些想要踏上超感官知識之路的人，親身體驗證實書中所蘊含的真相。有此意願之人應該謹記，必須將關於靈性發展的描述融會貫通，僅僅了解書中所寫的內容尚不足夠。相反的，必須透過自己的路來體現文字，藉以與其真正意涵建立起親近又緊密的聯繫。我們應該假設，單憑他人所明確描述的內容，尚不足以徹底了解某件事物，還必須透過無所不包的其他論述才能透徹解析。以此方式，我們將明白，單一事實並不代表其本質所在，更應該納入各方脈絡綜而觀之。

任何想體現靈性實證之人，都必須嚴謹看待這個過程。也許我們能理解一門學問並付諸實行，但除非能夠引入不同課題，來克服這門學問的偏頗見解，以達到靈魂深處的和諧境地，否則仍然可能帶來錯誤的效果。

如果可以仔細閱讀本書，使閱讀本身成為內化體驗，不僅能夠理解書中內容，更將透過不同段落，激發出不同感受。此等感受，代表著不同文字段落對於靈性發展的重要性，並能幫助我們探索該如何調整各項課題，才能契合自身獨有的本質。

閱讀這類書籍時，必須透過親身體驗，才能徹底了解書中所描述的步驟，所以讀者時常需要回過頭去重複翻閱過往章節。透過這種方式，很快就能體認到，只有切實經過親身的嘗試，才能獲得滿意的理解；而藉此作法，也將重拾在初次閱讀時所忽略掉的枝微末節。

對於並無意願依循此道的讀者，也能發現許多對於自己內在生命有所助益的內容，例如指引人生方向的箴言，以及對於看似無解之謎的解釋。

另一方面，已經具有豐富歷練，並且透過人生經歷，多有體悟的讀者，會發現以往曾片面思索的事物——早已了然於心，但或許未曾透徹理解其脈絡的事物——能夠透過本書得到恰如其分地解釋時，也會因此感到滿足。

魯道夫・史代納

一九〇九年筆於柏林

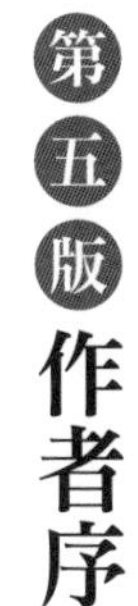

第五版作者序

《秘修學徒的高等靈性修練法門》已經完筆超過十年，這本新的版本中，所有細節皆已經過徹底修訂。對於書中所揭示關於靈性的體驗與靈修之道等訊息，重新修訂的需求不言而喻。這類著作中的所有面向，維繫著與作者靈魂的內在羈絆，更蘊含著內在不斷精進的真理。因此，對於這番持續精進的靈修課題，必然需要將多年前的論述表達得更加透徹明瞭。所以，這本全新修訂版正是悉心琢磨後的成果。

各項論述的本質要素與重點皆維持不變。儘管如此，本版中還是有些許重要的修正。我將許多處的細節加上了更精確的敘述，我認為這點很重要，為了使有心精修之人能夠將書中內容運用於自身的靈修生活，關於靈修之道的描述，就必須讓讀者可以更確切地具象化。

比起對物質世界的描述，關於內在靈修過程的敘述，更容易帶來誤解，而產生誤解的原因，很可能是因為靈魂的生命從未停下腳步，或是我們忘掉了，靈魂的生命遠遠不同於物質世界的人生。

因此，在修訂版的籌備過程中，我著重於書中可能引起這類誤解之處，並且在修訂版中致力於避免誤解產生。

在我初次撰寫此文集的文章時，許多篇幅的表達方式都與現在相去甚遠，原因在於，我過去十年中所發表對於靈性世界的見解，當時都尚未公開，只是隱晦於其中。例如，我在十年前，談到我在不同著作中所描述的靈修過程，包括《秘修科學》、《個體與人性的靈性指南》、《自覺之路》，尤其是《靈性世界的門檻》，當時的用語並不如今日這般懇切，而這些著作如今皆已問世。當初撰寫文章時，我無法提出在往後才公開的諸多論述，因此我只能將這番論述的進一步資訊訴諸「口語傳達」。如今，當初以此形式所談及的許多內容都已經出版。

可惜的是，此等註解可能已經使某些讀者產生誤解，他們可能因此認為，對於尋求靈性教育之人而言，與導師之間的個人關係極為重要，甚至遠超過實質的意義。我希望在修訂版中強調某些細節，能夠讓現行靈性狀況下尋求靈性教育之人清楚明白，他們與客觀靈性世界間全然的直接關連，比與導師性格之間的關係更加重要。

的確，在靈修訓練過程中，現今的靈性導師逐漸肩負起純粹協助的角色，與其他知識領域中當代教師所受到的期望相同。

希望我已經充分強調，無論是導師的權威或學生對於導師的信賴，在靈性教育中的重要性，與其他知識或生命領域相較之下並無二致。重點在於，我們能更加理解靈性研究者與有興趣參研其成果之人，這兩者間存在的關連。因此，我相信自己對於本書這十年間諸多需要完善之處，已經提出適切的修訂。

本文集出版後亦將出版續集，並於其中提供更多論述，探討能使我們體驗高等境界的靈性狀態[1]。

本書修訂版印製完成準備出版的現在，使人類身陷泥淖的世界大戰已然爆發。我在靈魂深處受乖舛天命劇烈攪動的狀態下，提筆寫下此序。

魯道夫・史代納

筆於柏林

一九一四年九月七日

1 此處所提的續集並未問世，唯一的「接續著作」為《論高等知識的不同階段》。

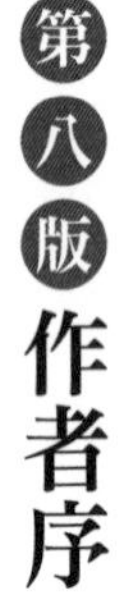

第八版作者序

此為本書最新修訂版，我認為只需稍作微調即可。儘管如此，我仍於此版本中加入結語，並於其中較以往更清楚地闡述，正確理解本書所必須的心理學基礎。

此篇結語亦是向對於人智學靈性科學有所質疑之人表達，他們如此固守反對觀點，只是因為他們對這門靈性科學的認知偏離了事實所在。而且，他們並未觸及靈性科學的真正本質。

魯道夫・史代納

一九一八年五月

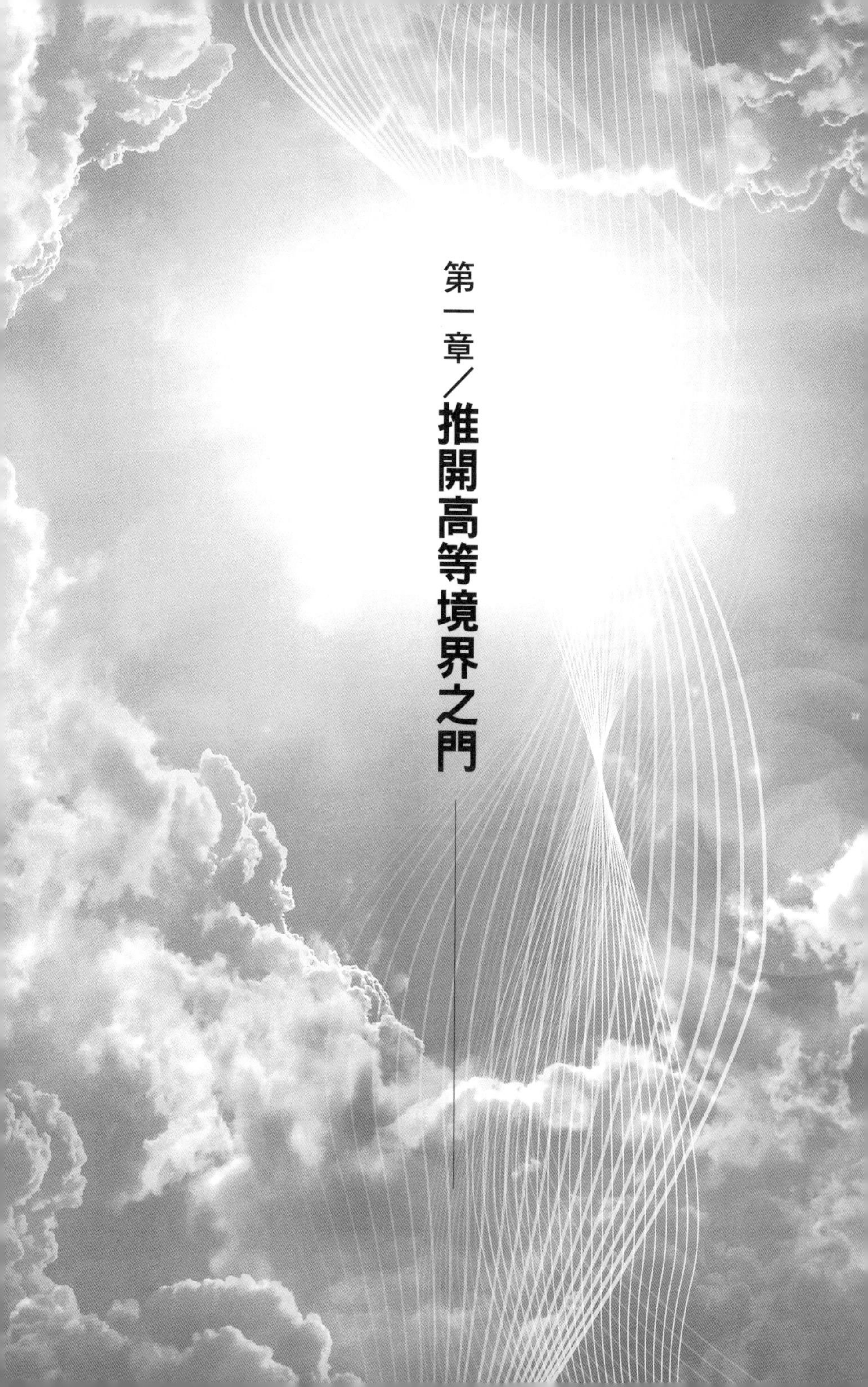

第一章／推開高等境界之門

先決條件

每個人都蘊藏著洞見高等境界的能力。神秘主義者（mystics）、諾斯底主義者（gnostics）與神智主義者（theosophists）認為，他們一直以來所主張的靈魂與靈性世界，就跟我們雙目所見、雙手所及的世界同樣真實。依他們所說的，我們可以隨時告訴自己：**「我知道，只要我喚醒體內至今仍然沉睡的力量，我也能體現他們所說的話。」**我們只需要了解，該從何發展這個自身潛藏的能力。

其實只有一種方法，即借助已經開發出如此能力之人，我們才能踏入此等境界。自人類有史以來就存在著一門培訓方法，也就是讓擁有高等靈能之人，來引導想開發自身能力的修行者。這門培訓方法稱為「秘修」（esoteric）或「秘學」（mystery），而修行者所接受的指導則稱為「奧傳」（esoteric teaching）或「秘傳」（occult teaching）。

就本質而言，此等詞彙容易招來誤解。我們聽見這類用詞時，可能會立刻誤以為主導培訓之人意圖建構人類的特權階級，並隱晦地把持自身知識，不願公諸於他輩徒眾。

我們甚至會覺得，這些知識也許不值得多談。倘若真有這門學識，我們可能會否定使其蒙上秘密色彩的必要性，並主張將其廣傳於公眾，使眾人皆可因此受惠。

已經受過啟蒙並觸及秘修知識之人，對於尚未啟蒙之人的這般想法並不意外，畢竟只有經過啟發探得高等秘學的存在後，才能夠了解啟蒙的奧秘。我們可能心生疑惑，在這樣的條件下，未受啟蒙之人該如何對所謂的秘修知識萌發興趣？一個人為何要探求自己毫無頭緒的事物？又該從何處來著手？

會提出這種問題，表示對秘修知識的本質完全不了解。事實上，秘修或內在知識與人類的各種其他知識及能力並無差異。一般人認為秘修充滿神秘色彩，就好比寫字對於未曾學習書寫的人而言極其困難一樣，但只要接受正確的訓練，任何人都能學會寫字。同樣的，只要依循正確的方向，任何人也都能成為秘修知識的學徒，沒錯，甚至能成為導師！

一般知識及能力與秘修知識之間，只存在著一種差異。我們或許會因為文化條件或與生俱來的貧窮，而沒有機會學習書寫，但**任何人只要誠心發願探尋高等境界的知識與能力，必然無所阻礙**。

許多人覺得必須尋求高等知識的大師，認為必定能在某處找到可以習得諄諄教誨的秘修哲人。此種認知的真相可以從兩方面來探討。其一，假如我們誠心希望追求高等知識，其實不必煞費苦心、克服萬難地尋求啟蒙大師，來引領我們踏入秘修的高等境界；其二，我們可以肯定，假如我們對於知識的追尋由衷真誠且萬事俱足，啟蒙大師自然會在冥冥之中到來。

然而，眾啟蒙者之間所存在的普羅法則有二，對求道者應授之業必不保留，對無誠者所求之業必不可授。越是精進的啟蒙者，越是會徹底恪守此法則。

另外，將眾啟蒙者凝聚齊心的靈性羈絆，並非外在規範，而是方才所述的兩大法則。或許你與啟蒙者建立起了深刻的友誼，但除非你也經過啟發而有所得，否則你永遠無法觸及對方最深層的本心。你也許能享有啟蒙者真摯的情意與愛戴，但在你足以承接奧秘之前，啟蒙者不會透露一絲一毫。就算你再三奉承、糾纏，如果你在當下的發展進程尚未準備好迎接自己靈魂中的奧秘，啟蒙者都不會為其所動，更不可能對你托出尚不可言之事。

透過特別的方法，可以使我們準備好接納奧秘，而此訣竅已經透過不可抹滅的永恆文字，勾勒在靈性世界之中，高等奧秘則由啟蒙者所護持。

在遠古的史前時代，眾靈神廟尚能被肉眼可見，到了靈性在生命中如此匱乏的今日，靈魂聖所已不再存於肉眼所能察覺之處，但在靈性層面卻仍然無處不是，悉心探求之人應當可見其所在。

使啟蒙者願意開口傳道的方法，存在於我們自身的靈魂深處。但在任何人得以獲取靈性至寶之前，必須先將內在的明確本質培養至一定程度。

懷抱誠摯敬畏之心

我們先從靈魂的基本心境開始。

靈性研究者將這種**基礎態度稱為「崇敬之道」**，以此奉獻於真相與知識。要成為靈修學的徒生，必當先懷抱這等基本心境或心態。任何在此領域有所經驗之人都明白，如果能自幼展現出此等崇敬心，未來便能成為探求靈修知識的學徒。有些孩童對於尊敬之人會表現出誠摯的敬畏之意，這種深刻的敬仰會直達內心深處，阻止任何帶有批判或對立的思維萌芽。這些孩童成為茁壯的青年後，將樂於對值得尊敬之人表達敬意，更有許多年輕人進一步成為靈修知識的學徒。

假如你曾佇立在自己所尊敬之人的門前，懷抱著崇高的敬意旋開門把，首次踏入好似心中「聖所」的房間，你當下所經歷的感受就是一顆種子，爾後將綻放為引領你踏入靈修境界的花朵。能夠獲得經歷如此感受的機會，對每個年輕人而言，都是一項恩賜。

我們不該恐懼地認為，這等敬畏感會導致我們走向卑屈與奴性；相反的，孩童對於他人的敬意，將轉化為對於真相與知識的敬意。經驗教導我們，如果能學著順從內心深處油然而生的意念，適時地懷抱敬意，我們才能真正了解，該如何自在地抬頭挺胸。

假如我們不打從內心深處確信，人外有人、天外有天，就永遠無法獲得足以飛升至更高境界的力量。啟蒙者正是先將內心引領至尊敬與奉獻的深度之中，才得以尋得使自我提升至知識高度的力量。**只有踏入謙遜之門的人，才能夠攀上靈性的高峰**。

為了獲取真切的知識，你必須先學會尊敬知識。

起心動念都是崇敬與奉獻

我們當然具有讓視線望向光明的權利，但我們必須先爭取到這道光芒。與肉體生命一樣，靈性生命也具有自己的法則。例如，以特定物質磨擦玻璃桿，能夠使其帶電，意即玻璃桿能擁有吸引微粒的力量。這項過程展現了物理法則，只要是學過基礎物理學的人，都能明白這個道理。同樣的，了解靈性科學基礎的人也會明白，在靈魂深處所表露出願意真誠奉獻的所有感受，將能催生出內在的力量，而這股力量遲早會引領我們獲取知識。

任何與生俱來就具有奉獻傾向，或是有幸透過教育培養此等意念的人，已然準備好在往後人生中尋求通往高等知識的道路。尚未充分準備好的人，則必須透過勤奮的自我修練，才能發展出這份奉獻心，否則踏上知識之路不出幾步之遙，必定會遭遇困境。在如今的年代尤其需要注意這點。

比起懷抱奉獻心與無我的敬意，我們的文明已然更偏向於批評、審判與責難。比起尊敬與欽佩他人，我們的孩子更傾向於苛責他人。**奉獻與敬畏的各種表現，能使靈魂孕育出追求高等知識的力量，反之，批評與非難的諸多行為，則會驅散這股力量**。

這些話沒有任何詆毀現代文明的意圖。我們無意批判文明，畢竟人類文化之所以偉大，都歸功於我們做出充滿自信、批判性決斷的能力，以及「全盤驗證、去蕪存菁」的原則。假如我們無法廣泛運用自身的批判力與決斷力，就不可能發展出現代科學、工業、交通、商業與法律。但是，外在文化蓬勃發展的代價，使我們相對失去了高等知識與靈性生命。

因此，我們必須謹記在心，引導我們邁向高等知識的，並非對於人類的敬意，而是對於真相與洞見的敬意。

儘管如此，我們還是必須釐清一件事。沉迷於當今外在文明的人，會發現特別難以觸及對高等境界的認知，而為了達成此目的，他們必須積極地自我精進。

在生活物質條件依然簡樸的年代，確實比較容易追求靈性上的進展，那些受到眾人敬重並投以崇高眼光的事物，在世俗凡塵中也更顯鋒芒。相反的，在這滿是批判的年代，對於典範的要求降低了，尊重、敬畏、傾慕與驚歎已經被其他情感所取代，益發不受人重視。

因此，日常生活中有利於誘發此等感受的機會越來越少。尋求高等知識的所有人，必須在內心深處培養這等感受，使它們在靈魂中萌芽，而這並非飽讀書卷便能辦到，只有透過親身實踐才能達成。

如果我們渴望成為靈修學徒，就必須積極鍛鍊自己的**奉獻心**。我們必須在周遭的事物與自身經驗中，尋求能激發我們讚賞與崇敬的事物。假如對所見之人的弱點擅加批判，等於剝奪自身的高等認知力，但假如能夠試著對他人的優點表達深刻且誠摯的認同，就能夠凝聚這股力量。

走上秘修之道的學徒，必須將培養讚賞與尊敬之心的需求謹記在心。經驗豐富的靈性研究者都了解，隨時從正面觀點看待世間萬物，並且不妄加批判，能夠為自己帶來何種力量。

然而，實踐此道不該僅止於人生的外在規範，在靈魂深處也要自我把持。我們必須使自己臻於圓滿，並且逐漸改頭換面，轉變要從我們最深層的思想層面展開，與他人互動中表現外在敬意尚且不足，更應該將此敬意深植心中。

因此，要展開自我的內在修練，必須先將悉心奉獻的願力灌注於思維之中。我們必須隔絕鄙視、輕蔑與批判的念頭，並且試著在起心動念之間實踐崇敬與奉獻的心。

每當我們察覺自我意識中仍然存在貶視、妄斷與批判的念頭，就等於更加拉開了與高等知識之間的距離，但在這種時刻，如果能夠使心念中充盈著讚賞、尊敬與敬佩之意，就可以加快精進的步調。

任何對於這番歷程有所體認的人，都了解在此片刻便能夠喚醒原本沉潛的力量。熟習此法，便能打開靈性的雙眼，使我們開始透過以往未曾有過的觀點，來看待周遭萬物，並得以體認到，原來我們過去從未見過森羅萬象的全貌，而從今往後，我們就能從不同的角度來看待他人。

成為一個有靈魂深度的人

當然，光是仰賴這等人生準則，尚不足以使我們理解何謂人類的靈性氣場。為了達到此一境界，還需要層次更高的修練。然而，我們必須在充分鍛鍊自我的奉獻心之後，才能展開進一步的修練課題。

身為秘修學徒，我們應該**默默地實踐「知識之道」**[2]，並且避開外在的眼光，不讓任何人察覺我們的改變。我們要一如往常，持續完成自身的職責，並專注於事業之中，讓改變只發生在肉眼所看不見的靈魂深處。

首先，我們的內在生命對於值得尊敬的萬物需充滿奉獻之心，這種基本感受將化為靈魂生命的核心，就如同陽光使萬物富有生氣般，內在的崇敬之心也會使靈魂中的各種感受充滿活力。

剛開始時，或許我們並不容易相信，懷抱崇敬的感受與高等知識存在著關連。這

2 關於「知識之道」的概念已描述於《神智學》一書中的末段。在本書中，我想從細節探討此項概念的實際觀點。

是因為我們將知識當作獨立的技能，與靈魂中的一切無關，所以忘記**我們是透過靈魂來認知**。感受之於靈魂的作用，就如同食物之於身體，假如我們不吃麵包，改以石頭當作食糧，身體機能就會停止。這點對靈魂亦同，我們透過尊崇、敬意與奉獻來滋養靈魂，藉此使靈魂得以健壯，尤其有利於知曉真理的能力。相反的，對值得讚賞的事物投以鄙視、厭惡與輕蔑，則會癱瘓並削弱我們的認知能力。

對靈性研究者而言，這種靈魂真相可以在靈性氣場中看見。修習奉獻與敬意感受的靈魂，會使其靈性氣場隨之變化。原本看似紅黃色或紅棕色的氣場消失，轉而成為藍紅色調，表示我們的認知能力已然提升，如今能夠接收環境中原本無法察覺的訊息。**崇敬心會喚醒靈魂中感同身受的能力，進而吸引周遭事物中以往所隱藏的特質**。

當我們將另一種感受也納入其中，便能更強化透過奉獻所得來的成效，前提是，在修習過程中，必須逐漸擺脫對於外在世界的印象，並追求內在生命的積極發展。假如汲汲營營於凡塵樂事，且不斷流連於諸多感官印象之間，我們將無法找到通往靈修知識的道路。但這並不表示秘修學徒應該對外在世界感到麻木無感，而是讓富足的內在生命引導我們去應對外在世界的印象。

感受豐富且富有靈魂深度的人，在穿越美麗山景時所獲得的體驗，與內在生命感受貧乏之人截然不同。**內在體驗是窺見外在世界瑰麗容貌的唯一鑰匙**，當我們旅經汪洋時，根據以往內在生命的發展，即決定了當下是否只有屈指可數的內在體驗與靈魂產生共鳴，或是能感受到深埋於世界靈魂中的永恆語言，並得以解開神秘的造物之謎。

為了與外在世界建立起意義深長的關係，我們必須學著與自身的感受和想法共事。我們身邊的世界無處不是上帝的光芒，但我們必當先體會自我靈魂中的神性，才能夠揭露遍布於我們身邊的恩典。

前人告訴作為秘修學徒的我們，生命中必須有些時刻能讓自己單獨，且悄然回歸自我。這個時候，我們不應再屈服於自身的憂念，因為這將使我們與努力的目標背道而馳。我們應該讓自己所經歷的一切，也就是外在世界所傳達而來的訊息，在全然的寂靜中再次迴盪。在如此靜默的片刻，每朵花、每隻動物，以及每個舉動，都將揭露我們意想不到的秘密。我們藉此準備不同於以往的目光，迎接對外在世界的全新觀感。

在歡愉中成長，而不墮落其中

如果我們只尋求享樂，消耗著一個又一個感官印象，必然使我們的認知能力變得遲鈍。但相反的，假如我們讓歡愉的經驗替我們揭開了未知，必然能培養與鍛鍊認知能力。為此，我們必須讓歡愉（的印象）在心中迴盪，並且拒絕進一步沉浸於其中（新的印象），同時與過去樂於享受的內在體驗一同吸收、消化。

我們在此將面臨極大的挑戰，而且伴隨著巨大風險，如果不持續精進內修，我們可能會換來反效果，並全然浸淫於樂事之中。

我們不該低估等待我們踏入的誤區，必須奮力突破招引靈魂的誘惑之手，因為它們會加深我們對自我的執念，使我們從此深陷其中。

身為學徒的我們，背負著敞開自我迎向世界的使命。也由於我們只能透過感官印象觸及外在世界，所以必然會尋求外界的歡愉，假如我們變得對樂事無動於衷，就好比無法從大地中汲取養分的植物。另一方面，假如我們駐留於純粹的歡愉之中，等於封閉了自我，縱使我們可能保有對自我的意義，但對世界而言已經毫無價值。無論我們如何活出自我、多麼悉心培植自「我」，終將被世界所割捨，因為從世界的角度來看，我們已經沒有生命。

作為靈修學徒，我們眼中的歡愉只是一種手段，使我們得以為了成就世界而成為崇高的存在。歡愉感好比傳信使者，向我們傳遞世界的訊息，在我們收下其所帶來的教誨後，就該開始精進內在，但目的並非將我們所學堆積成私人的知識寶庫，而是要將廣博學識為世界所用。

如果我們希望達成目標，永遠不該違背在靈性科學中，同為各大學派所教導的基礎規範：**只為了豐富所知與累積自我所尋得的見解，會使得你偏離正軌，而為了成就崇高人性與推進世界所尋得的見解，則將使你邁步向前**。我們必須奉行這條基本法則，也只有將其視為人生的指導原則，我們才能真正自詡為追求高等知識的學徒。

這項靈修真理可以如此歸納如下：**無法成為理想的見解，將會扼殺靈魂中的力量，若能夠成為理想的見解，便能在心中創造生命的力量**。

內在的平靜

在靈修的初期，學徒首先接受指引，練習懷抱敬意，並且發展內在生命。靈性科學隨後提供實際規範，在確實遵行的前提下，能幫助我們依循此方向發展出內在生命。

這些實際規範並非出於武斷，而是根據長久以來的經驗與智慧所訂定，並且以近似高等知識的教導方式來傳授。所有靈性生命的導師都同意這等規範，但不必然會以相同的話語來表達。或許字面上看似有極大的差異，但事實上相去不遠，不過造成差異的原因先不在此論述。

靈性生命的導師不會透過這些規範來支配他人，他們無意限制任何人的自主權。的確，沒有比靈性研究者更願意主張並捍衛人類的獨立性了，正如先前所提及的，所有啟蒙者都受到靈性的羈絆所連結，而這層羈絆，也受到兩大法則所維繫。但當啟蒙者脫離封閉的靈性研究圈並走入人群時，就會立刻服膺於第三大法則：「**節制自己的言語與行為，以避免干涉任何人的自由意志與決斷。**」

一旦了解真正的靈性生命導師必須徹底懷抱此種態度，就能夠明白，在依循這些實踐法則時，並不會讓我們失去獨立自主性。

首要法則之一，可以透過文字表達如下：「**為自己創造內在平靜的時刻，並在此時刻學習區別必要與不必要之事。**」誠如我所說，這些是文字上的詮釋，但靈性科學最初的法則與教示，都是透過象徵性的符號語言來表現。想要透徹這些法則的完整意涵並學以致用，必須先理解這種象徵性語言，因而我們必須要仔細研讀這裡所述的各項法則，藉以對靈性科學獲得初步的認識，才能有助於我們理解這種語言。然則，只要誠心發願，任何人都能走上這條修練之路。

追尋內在平靜的法則很單純，要加以實踐也很簡單。不過，只有誠心並嚴格實踐法則時，才能有所成果。因此，本書將清楚闡述該如何遵循這項法則。

每日的自我抽離時間

我們作為靈性的學徒，必須每日空出一小段時間，專注於與日常生活不同層面的事物上。

在這段時間中，將心力從每天汲汲營營的一切裡抽離出來，但這並不表示在此期間所做的事，會與日常工作完全無關。相反的，我們很快就能了解，只要方向正確，這段時刻會賦予我們完成每日職責所需要的充沛能量。我們不需害怕實踐這項法則時，會剝奪履行職責所需要的時間。假如真的無法再擠出更多時間，每天也只要五分鐘就已足夠，而如何運用這五分鐘才是關鍵所在。

我們在這段時間內，應該將自我與日常生活全然切割，使思維及感受充滿與往常截然不同的色彩，讓喜悅、悲傷、擔憂、經驗與行為走在靈魂的腳步之前。但我們對此等感受的心態，必須從更高等的觀點來放眼全局。

想一想，我們在平常的生活中，看待自我與他人體驗的標準存在著多大落差，這點確實難免。我們與自身的經驗或行為緊密交織，但對於其他人的經驗或行為，則僅止於旁觀。在自我抽離的時間中，我們必須盡可能以他人的角度，來審視與評斷自身的經驗及作為。

舉例來說，想像自己遭遇極大的不幸，與看待發生在其他人身上的不幸時，感受一定不同。這番心態差異無可厚非，純屬人類本性，不僅是在面對特別狀況，即便在日常生活中，人性皆是如此。

作為高等知識的學徒，必須找到以旁觀者角度來自我審視的力量，必須讓自己找到蘊含於批判的內在平靜，假如辦得到，我們的自身經驗就會展現出新的面貌。只要仍糾纏於過往的經驗，無法自拔，便無法分別必要與不必要之事。不過，一旦我們尋得隱藏於表象的內在平靜，便能將不必要之事從必要之事中抽離開來。當我們以此方式自我督促，無論悲傷與愉悅，每一絲想法或每一個決斷的樣貌都會截然不同。

就彷彿我們白天時鉅細靡遺地觀察眼前大大小小的事物，隨後在入夜時爬上附近的山丘，將遼闊景色盡收眼底。爾後，城裡四處浮現出彼此各個不同的往來互動，與我們身處其中時的氛圍將大大不同。

喚醒內在的高等人類

當然，一個人並無法以如此卓越的觀點，檢視日常生活所帶來的所有體驗，也不必如此。然而，身為追尋靈性生命的學徒，必須盡力以如此心態，來審視以往所發生的事件。如此內斂、充滿祥和的自我審視，其價值並不在於所省思的內容，而是發現這番內在平靜所帶來的力量。

對所有人類而言，我們除了所稱為平凡、日常的自己以外，還蘊含著更高等的自我，或可稱為高等人類，這位高等人類一直處於沉睡之中，直到被喚醒的一天到來。而我們只能靠自己喚醒體內的另一個自我，在此之前，潛藏在每個人體內足以帶來超感官知識的高等能力，則是一直被塵封著。我們必須持續嚴謹並誠心觀察這項法則，直至感受到內在平靜與祥和的成果。恪守此道之人，周遭萬物必然滿溢著靈性的光芒，藉此使我們以未曾甦醒的視野揭開全新的世界。

我們不需要因為遵循此道而改變原本的外在人生，只需一如往常地克盡生活職責。在修道初期，我們跟往常一樣承受著苦難，也同樣享受著樂事，不會與「生活」脫節。相反的，正因為我們在這些留白時刻中追尋「高等人生」，所以在其餘時間更能充分地「過生活」。

隨著「高等人生」發揮效果，並且在以往平凡生活中所帶來的感受越強，沉思所帶來的平靜也將開始影響我們的日常生活。**隨著內心愈加平靜，對任何事物的一舉一動也將更有自信、益發堅定，面對各種狀況都能沉著以待**。

隨著持續精進的腳步，我們將逐漸能夠自我引導，不再受到環境與外在的影響所左右。而在不久的將來，我們將體會到每天的留白時刻，正是偉大的力量泉源。例如，我們將逐漸不再對以往使我們惱怒之事感到憤怒，也不再對過去所恐懼之事感到害怕，而是對人生抱持新的願景。

至此階段，我們或許已經接納了以前必須好生躊躇，可能讓我們在心裡喃喃自語著「雖然我想，但我無能為力」的事物，這種想法如今已經不再出現。我們更可能對自己說：「我應該用盡全力，盡可能達成任務。」我們能壓抑任何讓自己遲疑的念頭，因為我們知道，**躊躇不前只會讓表現更糟，即便不會搞砸，至少也對成效沒有任何幫助**。

因此，在我們對生命的詮釋中，充滿了能對人生中一切事物帶來豐碩成果的想法。這番嶄新思維取代了以往削弱並阻礙我們的念頭。在此過程中，我們不會被生命的波濤擊沉，反而開始能駛出一條安穩的航道。

這種內在的平靜與堅定影響了我們的本質，使我們的內在人格成長茁壯，並孕育出讓我們觸及高等知識的內在能力。

隨著此方向不斷前進，我們變得更能掌握外在世界對自己所帶來的影響與印象。舉例來說，我們可能聽見某人說出使我們受傷或憤怒的話，在之前，我們或許會因此感到受傷或生氣，但由於我們踏上了內修之路，所以能在傷人或刺耳的言語深入內心前就將之拔除。

再舉個例子，踏上修行的道路前，我們在等待之中可能很快就會失去耐心，但如今透過自我沉思，我們徹底了解急性子是多麼無用。因此，每當不耐煩的念頭浮現，就會立刻喚起這番體認，使焦急的脾氣在爆發前就煙消雲散，原本將浪費在焦急跳腳的時間，也能換取在等待時對於萬物的有益覺察。

我們應該了解這番改變的範疇與必要性。內在的「高等自我」不斷演進，只有上述的內在平靜與堅定，能確保我們的演進條理有序。假如我們無法成為生命的主人，而是受到生命所擺佈，那麼外在的人生就會有如浪潮般從四面八方壓迫著內在的自我，使我們成為夾在岩縫中求生的幼苗。除非能有更多空間，否則幼苗必然無法茁壯。

外在力量無法鑿出內在成長所需的空間，只能訴諸靈魂所創造的內在平靜。外在環境只能改變我們外在人生的處境，永遠無法喚醒內在的「靈性之人」。身為靈修學徒，我們必須靠自己催生出內在嶄新的高等自我。

這位高等自我會成為內在的主宰，精妙地指引著外在之人的方向，而當外在自我凌駕其上並左右著我們時，「內在」自我就成了外在的俘虜，無法發揮力量。**只要其他人能夠使我憤怒，我就不是自己的主人**，或者更精確地說，我尚未找到「內在的主宰」。換言之，我必須鍛鍊出這種內在能力，使外界印象只能以自己選擇的樣貌進入心中。只有如此，我才能成為秘修學徒。悉心追尋這種能力之人，才有可能藉以達成目標。重點不是我們所花費的時間，而是我們要抱持誠摯的心態來追尋。許多人苦修多年都未曾獲得顯著進展，卻在未曾絕望並且堅持不懈的情況下，得以「超越自我」。

當然，在許多人生處境中，需要強大的力量才能創造內在平靜的時刻。但所需要的努力越大，所獲得的成就也越有意義。在追尋知識的路上，一切都取決於是否能從陌生人的角度，抱持真切且無可妥協的誠摯心，積極地面對自我，並審視自身言行。

通往超感官知識的道路

然而，高等自我的誕生，只代表著內在活動的其中一個層面，還需要其他層面加以補足。當我們以陌生人的角度看待自我時，焦點只會著重在自己身上，而透過成長時所經歷的特定進程，便能進一步檢視與我們有所連結的經驗與行為。但我們還必須更進一步，提升視野並放眼全人類，而不再僅止於自身的特定處境。我們必須達到這等境界，以無關於自身生活環境與條件的角度，來省思我們身為人類所切身相關的一切事物。

藉此，我們的生命體驗將得以超脫於個人或個體之上，觀點也會開始投向日常生活以上的高等境界，感受與體驗到透過感官與日常生活都無從觸及的高等境界。

我們生命的中心也將轉移到靈魂深處，能傾聽在沉靜時刻發自內在的聲音，並從靈性上與靈魂世界建立聯繫。

在遠離凡塵諸事後，我們擺脫了世俗的雜音，身旁的一切都會變得平靜。一旦我們不理會可能喚起外在印象的一切，寧靜的沉思以及與靈性世界的對話，將注滿我們的靈魂。對於探尋靈性知識的學徒而言，這種寧靜的沉思是生命中不可或缺的環節。

首先，我們會全然進入思維的世界，然後，我們必須對這番寂靜的思考活動發展出生動的感受，必須學著喜愛靈魂對我們的灌流。藉此，我們應該很快就能改觀，不再認為思維的世界不如日常生活那般真實，並開始有如順應物質層面般接納這樣的思想。

隨後，我們會開始了解這寂靜的內在思維活動所揭露的真相，其實比我們周遭的實體物質更加真實，並且體驗到生命會透過思維的世界來發聲。

我們可以了解，思維不只是影像構成的畫面，更是一種隱藏的存在，透過思維活動在向我們訴說。以往我們只能透過耳朵聽見話語，如今文字可以在我們的靈魂中迴盪，使我們得以接收內在的言詞、內在的文字。

在我們初次有此體驗時，將會感受到至高無上的恩典，我們的外在世界也將充滿內在光芒，並就此展開新生，有如神聖又喜樂的世界灌流全身。

這種在思維靈性中逐漸擴展的靈魂生命，即是靈性科學或靈知領域中所稱的「冥想」（思量的反映）。依照這番認知，**冥想是通往超感官知識的道路**。

我們不該迷失在這等冥想時刻所帶來的感受中，也不能讓靈魂充滿朦朧模糊的感覺，這只會阻礙我們獲得真正的靈性見解。**我們的念頭應該保持清晰、銳利又精確，只要不盲目固守心中所迸發的念想，就能夠達成這點**。

在這種時刻，我們應該效法有所精進並受到靈性啟發的靈魂，使內心充滿高等思維。我們應該先從探討冥想能帶來何種啟發的作品開始，這類文獻可以在神秘學、靈智學或靈性科學文獻中找到相關的記載。

這些文獻可提供我們冥想的素材，畢竟這類作品都是出於意圖探尋的靈魂，並將自我奉獻於神性科學的作者之手。當然，靈魂也是透過這些信使，才能將此番見解公諸於世人目光之下。

冥想的實踐將使我們完全轉變。我們開始對現實形成新的想法，事物對我們也有了不同的價值。然而，這番轉變並不會使我們超脫於世俗之外，也不會讓我們與每天的職責脫節。這條路教導我們，即使所背負的是最微不足道的使命，以及人生中所擁有最枝微末節的體驗，也都會與宇宙中浩瀚的存在，以及世界上的大小事件交織在一起。

一旦我們在沉思的時刻明白這種連結關係，便能以更強大的嶄新力量，來應付日常生活中的各種活動，因為我們已經了解自己的努力與磨難，都是為了成就宇宙中更浩瀚的靈性互動。所以，冥想能夠帶來生命的力量，絕不會毫無意義。

最後，無論生命帶來何種遭遇，高等知識的學徒也都將在人生的路途中滿懷自信，抬頭挺胸。以前他們並不知道自己努力與受苦的目的何在，現在已經了然於心。

當然，假如有熟習此道之人，在基於個人知識了解最佳方法的情況下，指導如何進行冥想，將更容易達成目標。因此，最好考慮尋求良師的建議與指導，但當然也不會因而失去獨立自主。

良師的指引能將茫然的摸索轉變為確切的成果，如果能聆聽有知識與經驗之人的建議，必然不會白費工夫。儘管如此，我們應該了解自己是要尋求好友的建議，而非受到想掌控我們的人所支配。我們一定會發現，真正有本事的良師益友，都是極為謙遜且視權力為無物之人。

當我們透過冥想，使自己得以與靈魂合而為一，就能喚醒我們內在不受生死束縛的永恆特質。一旦我們體驗過內在的永恆，也就不會再質疑其存在的事實。因此，**冥想就是最好的方法，使我們能夠知曉並注視自己內在永恆不滅的本質核心**。

只有冥想能讓我們開啟這番視野，根據靈知與靈性科學的說法，這項本質具有永恆不朽以及輪迴不滅的特性。時常有人問道，為什麼我們不知道自己出生前與死亡後是否存在？這個問題並不正確，我們應該問的是，該如何取得這些知識？

以正確的方式冥想，將能開啟通往這等知識的大門。冥想能帶來超越生死經歷以外的生命記憶，每個人都能取得這等知識，因為我們都有能力親眼目睹神秘主義、靈性科學、人智學與靈智學所教示的真理，但我們必須選擇正確的方法。只有擁有耳朵與眼睛的生物能夠察覺聲音與色彩，但當我們缺乏使一切可見的光線時，眼睛什麼也看不見。然而，靈性科學提供我們方法，使我們鍛鍊出足以洞察靈性的耳目，也教我們如何點亮靈性的光芒。

靈修訓練的方法可分為三大階段：

1. 準備階段（Preparation），開發靈性感官；
2. 闡明階段（Illumination），點亮靈性之光；
3. 啟蒙階段（Initiation），開啟與高等靈性生命的交流。

此三大階段將於後續章節中探討。

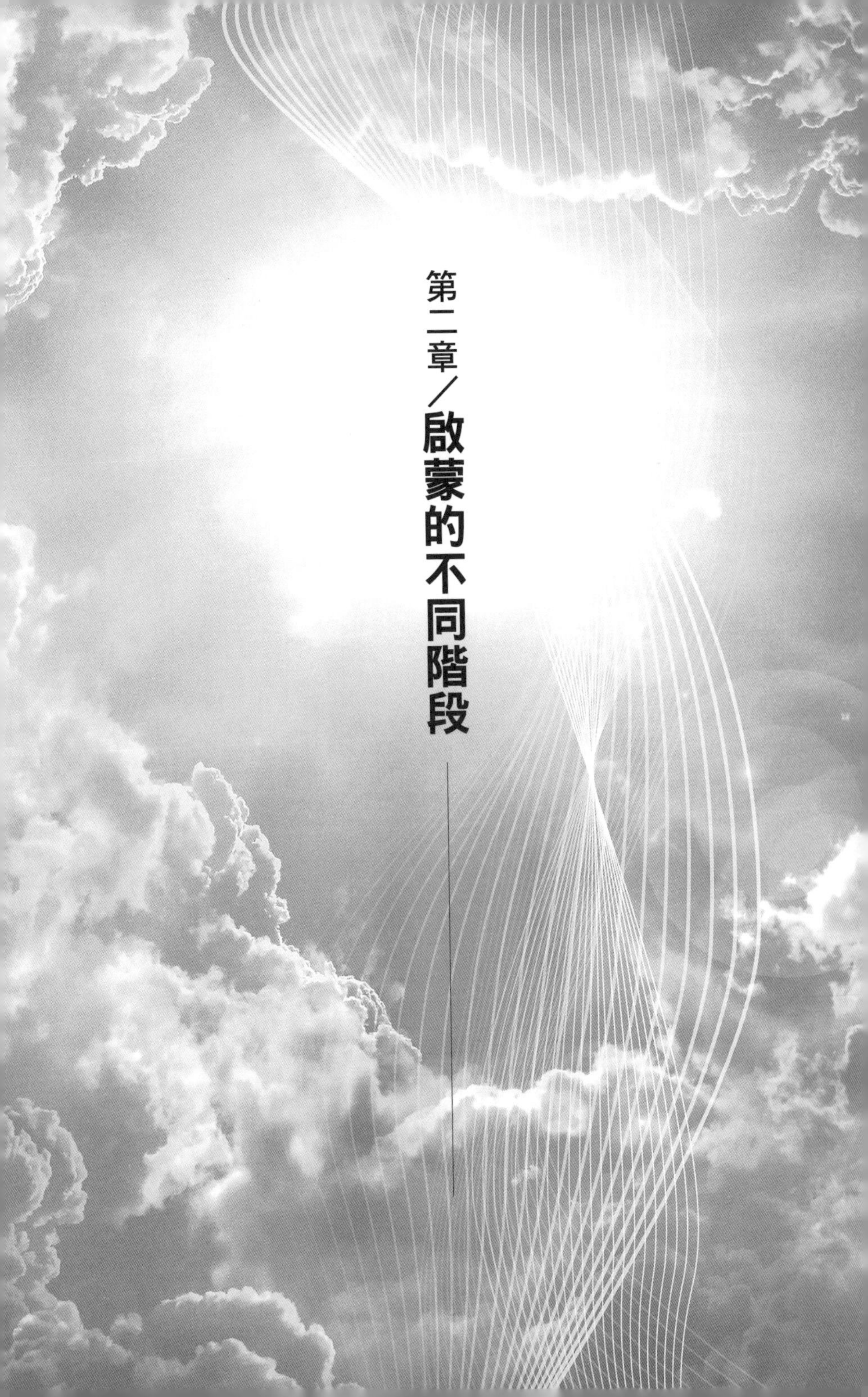

第二章／啟蒙的不同階段

以下資訊是靈修的環節，只要以正確方式精修，都能清楚明瞭這些術語與其本質。靈修透過三大階段，引導我們達到不同程度的啟蒙狀態，但在此僅能記載得以透過文字闡述的內容，而這些均是來自更深層、更精奧的教示指引。

在得以歸納出此等資訊的秘修訓練中，學徒皆遵循明確的課程指導，透過特定的作業與練習，帶領靈魂與靈性世界建立起意識上的交流。

更深奧的課題與在此所提供的指引相較之下，好比訓練嚴格的高等學校或大學教育課程，與初等學校的初階課程之間有所差距。但只要誠摯並堅定地精修書中之道，仍然能夠實現真正的秘修精要。然而，若缺乏誠心與毅力，只是急性子地淺嚐即止，是不會有任何進展的。我們必須先貫徹上一章節所提供的指引，打下進一步精修的基礎，才能在秘修之路上獲得成果。

傳統學派的啟蒙分為三大階段：準備階段、闡明階段，以及啟蒙階段。本書的精修指導亦衍生於此。

三大階段並非僵化地承先啟後，不一定要先完成第一階段，才能進入下一階段。我們可能在某些領域尚處於準備階段時，對於其他領域卻已直接進入闡明或甚至啟蒙的階段。儘管如此，學徒在觸及闡明階段前，仍然必須在準備階段花費相當時間，也只有至少在某些領域確實經歷闡明階段後，才能夠展開啟蒙階段。而為了達到簡明扼要的目的，下述內容還是就三大階段依序探討。

準備階段

準備階段所包含的方法相當明確，主要是用以**培養感受與思想生命**。就好比大自然的力量賦予肉身由無形生命物質所構成的器官，我們對感受與思想生命的照料，也會賦予靈魂與靈性肉身高等的感官與器官。

從生命的進程中體現靈性的感受

第一步，將靈魂的注意力引導至我們周遭世界的特定進程，包括萌芽、成長與茂盛等生命現象，以及各種與凋零、枯萎及死亡相關的現象。

無論我們望向何方，總會同時看見這兩種進程。依其本質，這兩者皆會激起我們心中的感受與想法，但我們通常不太會去留意這些感受與想法，因為我們總在一個又一個感官印象中跳躍。

現在，我們必須有意識地、刻意地全神貫注於這些感官印象。無論我們何時看見花朵盛開與枝葉茂盛的明確印象，就必須排除靈魂中的其餘雜念，在此片刻全然專注於單一印象。藉此，我們很快就會明白，原本在我們靈魂中倏忽即逝的念頭，已經萌發為帶有巨大能量的強烈感受。我們必須讓這種感受在心中悄悄迴盪；我們必須使內心全然平靜；我們必須將自己與周遭其餘事物隔絕，僅僅專注在靈魂對於花朵盛開與枝葉茂盛所透露給我們的感受。

但以此方式照看靈魂時，不該誤以為只要使感官對外在世界變得麻木遲鈍，就能使我們大幅精進。首先，**我們必須盡可能積極且精確地觀察事物，爾後才能全心擁抱靈魂中因而誕生的感受及想法**。另外，我們也必須同時專注於感受與想法，因為這兩者是誕生於全然的內在平衡之中。

一旦達到必要的內在平靜狀態，並使自己順服於靈魂中所誕生的感受，我們就會在一段時間後擁有下述體驗。

我們將發現心中浮現以往未見的嶄新感受與想法。當我們越常集中專注力，先觀察成長與茂盛的事物，再轉移至凋零與死亡的事物，這等感受也會越來越活靈活現。直到最後，就如同大自然之力使無生命物質在身體上形成的耳目一般，由成長、繁茂與凋零、死亡所催生的感受與想法，也會使我們擁有能「洞於千里」的靈感器官。

以此方式鍛鍊我們的感受生命，將會發現成長茁壯與凋零死亡的過程，都會伴隨著特定形態的不同感受。這等形態的感受可以表達出來，但僅止於概述。然而，學徒透過內在經驗，皆能對此等概念通盤掌握。如果我們不斷引導自我專注於茁壯、繁茂與盛開的現象，即能獲得猶如目睹旭日東昇時的感受。相反的，凋零與死亡等現象，則會帶來好似觀賞明月攀升時的感受。

靈性世界的具體型態

透過適當的培養，以及更加鮮明與積極的鍛鍊，這兩種感受將會成為一股力量，帶來更為顯著的靈感效應。**藉由謹慎、規律且不斷順服於如此感受，我們便能看見全然不同的世界，靈性世界或所謂的星界平面（astral plane）將由此映入眼簾。**生長與凋亡不再是以往只能喚醒矇矓印象的單純現實，而是能形成過去未曾想像、明確的靈性輪廓與形體。

不僅如此，這些輪廓與形體更會隨著不同現象改變形態。盛開的花朵在我們的靈魂面前化為特定輪廓，成長中的動物或枯樹也都會以其他輪廓顯現。藉此，靈性世界（或星界平面）在我們面前將一覽無遺。

這些輪廓與形體並非反覆無常，兩名程度相仿的學徒，對於相同現象所見到的輪廓與形體也會相同，就如同兩名雙眼正常的健康之人，看見圓桌時，兩人腦海裡都不會浮現方桌的印象，在看見花朵時，兩雙靈性之眼也只會浮現出相同的靈魂態樣。好比生物學家會根據動植物的形態將之分類（每位觀察者的認知相同），靈性科學專家也會對成長與死亡現象的靈性形態特徵加以描述，並區別出各有不同的種類與型式。

一旦我們精進至能夠以肉眼看出靈性形態的程度，距離看見無形事物的階段就不遠了。當然，這些事物對未曾靈修之人而言完全無法察覺（或者說，受到遮蔽）。

在此必須強調，靈性研究者不應迷失於深究其背後的意義，固執於這種心理活動只會使我們偏離正軌。我們應該以健康、靈活的感官與敏銳的觀察力來看待世界，並且順從自己的感受。

我們應該避免嘗試推斷事物的意義，而是傾聽事物對我們訴說其真義[3]。

找到正確的感受方向

另一個重點是靈修科學所稱的，在高等境界的「定向」。一旦我們正確定向，即代表能全然接納「感受與想法是真切的事實，就如同物質感官世界中的桌椅那般真實」的認知。

在靈魂與思維的世界中，感受與想法好似物質世界中彼此相互影響的知覺。在我們主動擁抱想法與感受的意識之前，並不會相信，若沉浸在錯誤念想中，可能對驅動思維世界的想法帶來毀滅性後果，如同拿起來福槍對物質世界盲目開火一般。因此，我們或許不曾做出自己認為沒意義的行為，卻從未阻止自己陷入錯誤的念想或感受之中，因為就表面看來，並不會因此而對世界造成危害。

3 值得一提的是，藝術的感受與感官跟寧靜的精神本質結合，正是最有利於鍛鍊靈感能力的先決條件。這種藝術感受性能穿透事物的表象，直達內在深處的奧秘。

為了在尋求高等知識與精進靈性科學的路上能更進一步，我們應該在物質世界的舉手投足間，盡可能留意自己的想法與感受，就像我們通常不會試圖迎面破牆，而是繞路通過，這代表著我們遵循物質世界的定律。

感受與思想的世界也同樣具有一套定律，但並不會從外在施加到諸我之身，而是自靈魂生命中潺潺流出。

為此，**我們必須避免自己產生錯誤的想法與感受，亂無章法的雜念、流於嘻鬧的空想，以及反覆無常的心緒起伏，都應該從靈魂中排除**。我們不必害怕自己會因此變得麻木不仁，相反的，我們會發現，只有藉此調節內在生命，才能使我們獲得真正富足的感受與真切的創意奇想。

重要的感受與足以帶來豐碩成果的想法，將由此取代無意義的縱情與僅止於玩樂的念頭，以幫助我們在靈性世界中的自我定向，藉此使我們得以與靈性世界中的萬物建立起正確的關係，而此種關係同樣也能帶來明確、顯著的影響。

隨著我們在物質世界中能找到的生物存在之道，這條路引導我們走過成長與死亡的諸多現象，透過上述方法，我們得以了解這番真理。我們依循著成長與茁壯、凋零與死亡的過程，這是使我們自身與世界不斷發展的必要環節。

學會聆聽靈魂的聲音

秘修知識的學徒亦必須留意聲音的世界。在此，我們必須區分所謂無生命之物（如墜落的物體、響鈴或樂器）與生物（動物或人類）所產生的聲音。倘若我們聽見鈴聲，我們能夠感知聲響，並將其與愉悅的感受連結。相反的，動物的尖銳吼聲，不僅會激起情感上的連結，也會顯露出動物的內在經驗，包括愉悅或苦楚。**在靈修訓練中，我們需專注於第二種聲音，也就是將全部注意力集中在聲音能夠聯繫外在事物與靈魂深處的事實上。**

我們必當埋首於這種「差異」之中，在靈魂深處將自身感受與聲音所傳達的苦楚或愉悅合而為一。想做到這點，我們必須無視於聲音對於我們的意義，無論是喜悅或不悅，亦或是宜人或反感。也就是說，我們的靈魂，僅能乘載發聲生物的內在體驗。只要我們徹底並刻意修習，將能習得與發聲者的體驗相互共融的能力。

對於音律敏感的人，自然比不通音律之人更容易透過這等鍛鍊來培植靈性生命。但是，不應該倚仗精通音律之耳，而忽略了精修的實踐。身為秘修學徒，我們的目標在於以此道學習感受大自然。

當我們學習此道，嶄新的能力會在感受與思想的世界中紮根，大自然會開始透過聲音向我們訴說其奧秘，原本無法受我們靈魂所理解的聲音，如今成為有意義的大自然之語。對於以往僅能從無生命之物所聽見的雜音，我們也將學會嶄新的靈魂之語。隨著自身感受的持續鍛鍊，我們會發現，自己能夠聽見以前未曾感知的事物；沒錯，我們開始能透過靈魂來聆聽。

若想達到此靈性體驗的最高境界，實踐此道時還有一點必須留心。身為秘修學徒，我們在精進之時，應該特別注意聆聽他人說話的方法。

在通往高等知識的路上，聆聽的技巧極為重要。**我們必須養成習慣，在聆聽的同時，靜下自己內在生命的聲音**。舉例而言，當某人表達心中想法給另一人聽時，通常會立即激起聆聽者心中同意或反對的念頭。在此情況下，我們往往迫不及待想立刻表達自己的意見，在持反對意見時更是如此。

然而，在摸索高等知識的路上，我們一定要學著掩蓋聆聽他人想法時所油然而生的同意或反對之音。當然，這不代表我們應該突然改變自己的生活方式，並無時無刻努力保持這番內心的寂靜。我們必當刻意選擇實踐此道的時機，爾後這種新的聆聽方式就好似自行內化一般，會緩慢且逐漸地成為習慣。

在靈魂研究中，我們要徹底實踐這種嶄新的聆聽方式。身為學徒，我們應該感受到這份如同課題般的責任，在聽見與自己最矛盾的看法時，也要完全靜默心中所有贊同之意與負面評斷，尤其是後者。而且不只該掩蓋經過理智的判斷，也要抑止任何非難、厭惡或甚至贊同感。

畢竟，我們必須謹慎地自我觀視，以確保這種感受不僅會消失在靈魂表面，也不存在於靈魂最深處。例如，我們一定要學著聆聽地位低於自己之人所說的話，並壓抑所有自認為優越或淵博的感受。

以此方式聆聽孩童之言尤其有益，**即便最睿智的成人，也能由童言中多有獲益**。此等鍛鍊能教導我們無私地聆聽他人之言，並完全卸去自身性格、念頭與感受。

一旦我們實踐以此道不帶批評地聆聽，即使面對最極端相反的觀點，或最為謬誤的論調，依然能逐漸學會如何將自己與他人的心念合一，並得以徹底心領神會。我們開始聽見的不只是言語，更能深入他人的靈魂。隨著持續鍛鍊這種新慣性，聲音會自然成為我們藉以覺知靈魂與靈性的媒介。

這種實踐需要嚴謹自律，但也能引導我們走向崇高的目標。當這種鍛鍊與前述所提到聆聽大自然之音的練習結合，即可喚醒靈魂中嶄新的聽覺感官。

靈魂得以從靈性世界中聽見未曾以音調傳述、耳朵無法聽見的「言語」，對「深層言語」的感知能力亦已覺醒。靈性世界的真相逐漸顯露在我們面前，使我們聽見靈魂層面對我們訴說的言語[4]。

所有高等境界的真相，只有透過從靈魂中倏忽浮現的言語才能獲得。無論我們從實質的靈性研究者口中聽見什麼，僅僅是其以此道所得來的體驗，並不表示我們在能夠聽見「深層言語」之前，不需要研究靈修典籍。相反的，研讀這等著作並聆聽靈修研究者的教示，是獲取自身知識的途徑。

確實，我們所聽見各種靈性科學的言詞，皆是用以引導心靈的方向，使靈魂得以獲得真切的長進。

因此，於此所述的鍛鍊之道，應當伴隨靈性科學研究者對於各項知識所揭露的刻意鑽研，而這番鑽研亦是所有靈修訓練的準備作業。

---

4 只有當我們不帶任何攪弄自身的想法或感受，並學會無私聆聽與敞開內心廣納百川時，靈性科學所描述的高等存在才能向我們訴說。只要我們仍對他人之言抱持任何個人的反對感受或念頭，靈性世界的存在將永保靜寂。

事實上，倘若我們不學習靈修研究者的教誨，即便採用其他方法也是徒勞無功。這等教誨是從活生生的「深層語言」汲取而來，是來自「生命的靈感」，因此**言語本身就具有靈性的生命，不只是文字，更是鮮活的力量**。

當我們依循對靈修知識富有經驗的前人之語，或是以實質內在體驗為基礎的書籍內容予以實踐時，這種力量便會影響我們的靈魂，使我們成為洞見之人（先知），就好比大自然之力賦予你以生命物質所構成的耳目一樣。

闡明階段

闡明階段從相當簡單的步驟開始。

就跟準備階段一樣，重點在於**開發並喚醒每個人心中所潛藏的感受與想法**。只要持續、嚴格並抱持全然的耐心，專注於如此簡單的步驟，任何人都能經過引導而察覺內在體現的光芒。

從專於自然之物開始

我們先從以特定方法檢視自然界的不同物體開始。例如，具有亮麗外型的透明石頭（水晶）、植物與動物。

首先，我們嘗試全然專注於將石頭與動物相互比較，並使心中所進行的這番比較想法，伴隨著鮮活感受穿過靈魂。此時，必須禁止其他想法或感受入侵，並干擾我們強烈、極度專注的觀察行為。我們應該對自己說：「石頭具有形體，動物也具有形體。石頭安於其所在，動物則會變換其所在。動物會移動，是受其天性（或欲望）所驅使。動物的形體賦予其天性，動物的器官與肢體則受其等天性所形塑。相反的，石頭的形體並非受其欲望所塑造，而是出於毫無欲望的力量[5]。」

隨著深刻沉浸於這種想法中，並專注細觀石頭與動物，兩種分別從石頭與動物所流

5 上述關於水晶的冥想方法，曾受到僅具備表面（通俗）認識的人所扭曲與誤傳，並進而催生出「凝視水晶」（crystal-gazing）與其相關見解，而此番扭曲皆是出自於誤解。雖然在許多書籍中都對此有諸多描述，但皆非為正統（秘傳）的靈修教育。

入、截然不同的感受，將在靈魂中甦醒。縱使這種鍛鍊成果未必一蹴可幾，但如果能耐心實踐，這兩種感受終將逐漸顯現，我們只需不斷重複鍛鍊即可。

最初，此等感受會隨著細觀的舉動停止而消失，爾後則會留存至鍛鍊結束之後，最終，便能永存靈魂深處。至此境地，即便並未冥想任何外物，我們也只需進行反思，就能使石頭與動物所帶來的感受再次升起。靈感器官（organs of clairvoyance）即是從這等感受與其所伴隨的想法中成形。

靈魂的顏色

假如我們同時觀察植物，會發現由植物所湧出的感受，無論是其本質或強烈程度，都介於石頭與動物的川流之間。以此方式所構築的感官，即是**靈性之眼**（**spiritual eyes**），**能使我們逐漸看見靈魂與靈性的顏色**。

但在我們完成先前所述的「準備」階段之前，靈性世界的線條與形體只有一片黑暗，而透過闡明階段，便能使一切大放光明。

於此必須再次強調，如黑暗或光明，以及其他措詞所用的字眼，尚不足以透徹表達文字背後的真正意涵。人類日常語言僅是用以表徵物質界的相互關連，如果我們訴諸於日常語言（也必須如此），當然只能對靈性世界的現象概略描繪而已。

因此，秘修科學表示，靈感器官能感知到石頭川流出「藍色」或「藍紅色」的氣息，發自動物的氣息則呈現「紅色」或「紅黃色」。事實上，**靈感器官所看見的顏色是「靈魂」的顏色**。由植物所流出的氣息呈現「綠色」，並且會逐漸轉化為氣場般的淡粉紅玫瑰色。在高等境界中，植物是唯一在某程度上能呈現與物質界相仿結構的自然生命，而石頭或動物就無法如此。

很顯然，上述的顏色只代表了礦物、動物與植物界的主要基調，事實上，所有介於其中的各種色彩都可能出現。每顆石頭、每株植物與每隻動物，都具有各自不同的特定色彩。

說到這裡，必須提到在高等境界中未曾體現為物質形態的其他生命，它們的色彩有時亮麗華貴，有時則令人毛骨悚然。整體來說，高等境界的色彩之豐富，非物質世界所能比擬。

在我們獲得「靈性之眼」的觀察能力後，遲早會見到先前所提到的高等生命，有時也能看見層次低於我們、未曾涉足物質世界的其他生命。

保持良善的人類本質

實踐至此，通往諸多不同世界的康莊大道已然敞開在我們面前。但是，在悉心留意靈性研究者所訴說或傳達的教誨之前，不應該貿然前進。其實，即便已經熟悉這等知識，最好還是聽從有經驗之人的引導。當然，假如我們有能力與毅力修習至闡明階段的基本程度，自然會尋求正確的指引。

在所有情況下，有項前提不可忽略，而不願遵行之人在秘修科學的路上將無所進展。此前提即**作為靈修學徒，必不該失去為人之本質，且必當自持崇高心念與良善品德，並對物質實界常保敏銳**。

其實，在靈修訓練中，自頭至尾都必須持續增進自身的品德、正直的內心與觀察的能力。舉例而言，在鍛鍊基礎課題時，我們不僅該廣增自己對於人類與動物世界的憐憫之心，也要提升對於大自然之美的覺知能力。如果未能將此銘記於心，則我們的感受或審美觀，都會因此而變得駑鈍，更使內心變得冷酷，使感官變得貧弱，甚且無疑的，可能帶來危險後果。

我們在闡明階段中經過對石頭、植物與動物的練習，並進而提升到觀想人類的層次後，會有什麼進展？在闡明階段過後，靈魂在各種情況下，如何與靈性世界共融，又會如何引導至啟蒙階段？以下將陸續談到這些問題，因為我們已經準備好繼續前進。

要有耐心的等待

現今有許多人尋求通往秘修或靈修科學之道，而每個人的探索方式各有不同，其中不乏許多危險甚至偏離正軌的歪道。因此，自詡了解這等真相之人，應該賦予其他人學習靈修的機會。本書所述的一切，也僅是打開這扇機會之門，畢竟有些真理必須先行揭示，以避免錯誤的腳步帶來更大的傷害。走在這條道路上，只要不強摘未成熟的果實，我們就不會受傷。

有一點必須謹記在心：我們在鍛鍊過程中所花的時間與精力，不應該壓榨到日常生活中所肩負的角色與職責。靈修之路不該使我們的人生產生劇變。倘若我們希冀實質的成果，就必須要有耐心。我們應該在鍛鍊幾分鐘後，就回到日常的生活崗位上，絕對不該讓精修的念頭與工作混雜。

總之，**學不會耐心等待之人，不該走上靈修的路**，也永遠無法獲得任何珍貴成果。

掌控想法與感受

在依循前述方法尋求靈修知識時，有個念頭可以在修習過程中賦予我們力量。**我們必須謹記，自己已經獲得長足的進展，縱使這個進步或許尚未以我們期望的樣貌展現。**假如沒有隨時記得這點，我們就很容易失去信心，而功虧一簣。

在初期，我們所必須發展的力量與能力極為脆弱，因為它們的特質與我們所想像的差異極大。在此之前，我們所面對的一切僅限於物質世界，靈魂與靈性的國度並不在我們的視野與掌握範圍之內。因此，我們無法立即發現內在的靈魂與靈性之力已然開始茁壯，也是理所當然。

有些人未曾接觸成果豐碩的靈性研究者所匯集的體驗，就貿然踏上靈修之路，可能會在此遭遇挫折。有經驗的靈性研究者，可以在我們尚未察覺之前就看見我們的進步，他們知道精妙的靈性之眼可能在我們自覺前就已經成形。無疑地，透過研究者的指引，可以使我們在無法看見自我成長時，不至於失去信心、耐心與恆心。

靈修導師無法讓我們看見蘊藏在體內，卻尚未甦醒的能力，只能引導我們喚醒自身所沉睡的力量。儘管如此，導師所傳達的自身體驗，對於在黑暗中苦尋光芒的我們，仍然能提供一臂之力。

很多人在努力後無法看見立即的成果，因而在探尋秘修知識的路上半途而廢。當高等境界的首次體驗未能依照自身的期望顯現時，學徒便常誤以為這只是一場虛幻，從而失去堅持的勇氣，因為這種體驗似乎無足輕重，又看似無法在可見的未來提供更有價值的成果。**在通往高等知識的路上，勇氣與自信是兩盞不可熄滅的明燈**。儘管面對無數次挫敗，倘若無法勇於堅忍繼續嘗試，在這條路上將無法走得更遠。

早在我們清楚自身的進步以前，對於自己是否走在正軌上，其實會有模糊的感受，而這種感受能夠加以培養與訓練，使之成為可靠的指引。最重要的是，我們必須消除「高等知識的探索一定既詭異又神秘」的觀念。

我們應該要清楚，靈修的進展會先從日常生活中的感受與想法開始，但我們必須賦予這些感受與想法與以往截然不同的嶄新方向。我們應該告訴自己：「最高深的秘密埋藏在我的感受與想法中，只是我現在還無法察覺。」說到底，一切終歸於一個簡單的事實，「雖然我們擁有身體、靈魂與靈性，但我們能夠意識的，僅限於身體。」靈修學徒必須也能意識到靈魂與靈性，就如同一般人意識到自己的身體一般。

從觀想一顆種子開始

一切都是關於將感受與想法引導至正確方向，只有如此，我們才能獲得看見原本不可見之物的能力。在此提供其中一種方法，而且與本書到目前所呈現的內容一樣，也是很簡單的練習，如果能夠持之以恆、調整好適當的心境，並專注投入，必定成果斐然。

把一顆植物種子放在我們面前。先從如此微小的事物開始，重點在於凝神想著正確的念頭，並藉由這種想法醞釀出特定感受。

首先，我們必須先確立自己正用肉眼看待的物品，並在心中默述這顆種子的形狀、顏色與其他特性。接著仔細觀想：「這顆種子如果埋進土中，將會長成一株形體複雜的植物。」開始想像這株植物的樣貌，使其呈現成長在我們的眼前與內心，透過想像構築出這株植物。

隨後心想：「我所想像出來的影像，之後將因為現實世界中土壤與光線的力量，從這顆小小的種子中拉拔而出。但假如這是一顆假種子，而且精細程度完美到我無法用雙眼將其與真的種子加以區別，即便土壤與光線的力量再大，也無法從假種子中拉拔出植物。」如果我們能在心中清楚塑造這番想法，也就能再搭配正確的感受，塑造出下一個想法：「這顆種子中已然蘊藏著整株植物的力量，使其稍後得以成長茁壯。假種子並沒有這種力量，但在我的雙眼之前，兩顆種子看起來如出一轍。因此可說，真的種子蘊含著假種子所缺乏、而且雙眼也看不見的力量[6]。」

想法與感受如今應該專注於這種看不見的現實。我們必須想像，這種不可見的力量或現實將隨著時間的轉變，成為看得見的植物，無論是顏色或形狀都會因此出現在眼前。我們應該抱持這種念頭：**「不可見的終將成為可見。如果我無法思考，那爾後將被我所看見的事物，就無法對現在的我證實其存在。」**

無論我們的想法為何，必定也會有強烈的感受，這點必須強調。我們需要寧靜且平和地體驗沉思的念頭，不該讓任何雜念使我們分心。想法及與其相互交織的感受，也需要一定的時間才能深入靈魂之中。假如正確實踐，那麼在一段時間過後，或許只需經過幾次未果的嘗試，我們就會察覺到嶄新的內在力量，藉此形成新的感知力。

種子貌似掩蓋在透光的薄雲之下，透過靈性的感知，感覺起來就像一團火焰。在火

6 如果在此抗辯說，透過顯微鏡即可揭露假種子與真種子之間的差異，便表示承認自己並未透徹了解問題所在。重點不在於判斷眼前所見的事物，而在於發展靈魂與靈性的力量。

焰中心，我們能察覺形似紫色的火光，邊緣則閃耀著藍色的焰尾。我們原先無法看見的事物，但透過內在想法與感受的構築，將開始浮現在眼前。那株形體原先尚不可見，並將於爾後現身的植物，也得以透過精神感知的方式揭露其面貌。

可想而知，有些人會認為這些不過是虛幻一場。許多人會說：「我不願與此等幻覺與妄想攪和了！」有些人也將因此打住並前功盡棄。

關鍵即在於：**在複雜的內在發展過程中，幻想與精神現實不應混為一談**。我們必須要有勇氣向前推進，並避免落入怯弱與懼怕之情。

另一方面，我們應該時時培植健全的感官，藉以區別真相與幻象。在鍛鍊過程中，我們必須刻意保持自制，在鍛鍊時的思維也必定確切且可靠，就如同看待日常生活的諸多事物與現象一般。

我們要隨時保持思緒清晰並腳踏實地，如果落入不切實際的白日夢，後果肯定不好。無論何時，我們的推論都必須清晰無比，甚至嚴肅持重。在如此鍛鍊中失去均衡，而遭遇阻礙，無法在日常生活中如往常般組織出穩健又明智的主張，將是最大的錯誤。因此，我們應該反覆自我檢視，以確保自己不至於失衡，並且維持日常生活中的脈絡，如同尚未展開鍛鍊之前一樣。

必須保持穩定的內在平靜與面對一切事物的清澈思緒。尤其重要的是，我們必當留心不該浸淫於每個掠過思緒的夢幻，抑或沉溺於各種不同的鍛鍊心法之中。

這裡所述的思維方向，自古以來皆曾經過秘修學門的驗證與實踐，只有歷經長時間驗證的方法，才會呈現於此。若採行其他方法，無論是自行開創或從他處閱聽而來，終將導致我們踏上錯誤的道路或墮入無窮的虛幻之中。

從一株植物洞悉生死現象

在種子的沉思課題後，進一步的鍛鍊如下。

將一株茁壯的植物擺在眼前，首先，我們讓自己沉浸在這樣的想法中：「這株植物必將迎來枯萎凋零，我所見的景象終將不復存在。但這株植物會生出種子，種子也會成為新的植物。我因此再次體會到，所見之物中蘊藏著我所不可見之物。」

讓心中充滿這樣的念頭：「色彩豐富的植物，很快就不復存在。但植物會帶來種子的認知使我明白，植物並非化為烏有。我從種子中看見未來將生長的植物，卻不了解是什麼防止植物化作虛無，因此意味著植物內也蘊藏著我所不可見之物。但假如我讓這種念頭活躍於內心，並使之與適切的感受交織，一段時間後，我的靈魂中將誕生出新的力量，進而形成新的感知能力。」植物隨後將竄出靈性的火焰，當然，會比種子所竄生的火焰更大。火焰的中心呈現藍綠色，焰尾則是紅黃色。

再度聲明，我們在此所看見的「顏色」，與我們肉眼所見到的顏色不同，而是透過靈性感知所體驗的印象，與物質界的形態相仿。在靈性層面看見「藍色」，表示我們獲得與肉眼見到藍色時相同的感受。如果我們想逐漸提升至真正的靈性知覺，就必須記住這一點，否則，我們將會以為靈性世界是物質世界的複製品，進而受到混淆，陷入最惡劣的處境。

一旦我們達到靈性感知的程度，表示已經獲得大幅進展。事物在我們眼前不只會顯現當下的形體，也會透露誕生與凋零的過程。我們開始能看見肉眼所不可見的、萬物的靈性，也開始能透過自身的直覺，一窺生死之謎。

就物質感官而言，物體經由誕生而存在，經由死亡而消逝，但這僅是因為外在感官無法感知隱藏的靈性。對靈性而言，生與死不過是種轉變罷了，就如同肉眼看見花蕾迅速轉變為盛開的花朵一般。如果想要透過自身的靈性視野有所體驗，便必須先透過於此所述的方式喚醒靈性感官。

對於超感官世界擁有某些靈魂（或靈性）體驗的人或許會有異議，認為還有更快速又更簡單的方式能獲得靈性感知能力。確實，有些人能在未曾經歷這些鍛鍊的前提下，透過個人覺知而洞悉生死現象，這點無庸置疑。有些人擁有超自然天賦，只需要稍加刺激就能有長足發展，但這些人只是特例。

我們在這裡所提供的精修之道相對安全，也更普遍有成效。必須明白，一個人或許能從特殊管道獲得化學知識，但假如我們想成為真正的化學家，就必須依循既定且正統的訓練途徑。

假如我們認為冥想時不需要真實的物體，只要在心中虛構出種子（或植物）的形象，可以更容易達成冥想的目標，那可能會因此而鑄下大錯，並帶來無可預期的後果。這種方法的確也能使我們獲得成果，但不如本書所提供的鍛鍊這般確實。

以此方法獲得的感知能力，最後常成為一片虛幻，而我們必須等待虛幻化為真實的靈性知覺。

本書鍛鍊課題的重點，不在於讓我們任意創造出自身的感知力，而是讓現實在我們心中構築出感知力。**真相必須自靈魂深處迸發，但平凡的真我不該扮演呼喚真相的魔術師，真我所追求特定生物的靈性真相，必當由其自身召喚而生。**

以靈修來觀察人性本質

藉由實踐此種鍛鍊，在我們發現自己擁有初步的靈性感知能力時，可以接著觀想人類同胞。先從選擇某些與人類生命相關的簡單現象開始，但在我們採取行動之前，必須先誠摯且嚴謹地追求自身健全的道德觀。

我們應該徹底排除將此等知識運用於自身利益的念頭，並下定決心，絕不出於惡念，將自己獲得的任何力量用於對抗他人。因此，如果我們想透過自身的努力洞悉人性本質之謎，必須嚴守秘修科學的金科玉律：**「在探索潛藏真相時，每踏出一步，必當以三倍心力自省向善。」**依循此律之人才可以進行下述鍛鍊。

想像我們曾觀察過對某件事物有所渴望之人，並將注意力集中在此欲望上，最好能回想起欲望最強烈的時刻，而我們尚無從得知此人能否獲取其渴望之物。

隨後，我們讓自己沉浸於這般情景，完全順從記憶中所觀察的一切，使我們的靈魂處於極致的內在平靜，並對周遭任何其他事物盡可能不聽也不看。最重要的是，專注於想像的情景在靈魂中所喚起的任何感受。接著，讓這種感受在心中飛升，好似從空無一物的地平線上飄起一朵浮雲。

當然，這項鍛鍊時常會中斷，我們將發現自己所冥想之人，通常不會在渴望狀態中維持足夠的時間。

由於缺乏直接觀察，我們的冥想將受到干擾，並且變得片斷。因此，我們可能會經過成千上百次的失敗嘗試，但關鍵是，我們不能失去耐心。

最後，經過多次嘗試，我們終能獲得與冥想對象的內在靈魂狀態相對應的感受。接著過不了多久，我們會發現，這種感受能在靈魂中產生力量，而這股力量也就成為能察覺他人靈魂狀態的靈性感知力。

一片閃亮景象映入眼簾，這個閃亮的靈感影像，正是我們所觀察到出自欲望的星界印象（astral embodiment）。與往常一樣，我們會感知到一抹火焰，中心呈現紅黃色，並伴隨著藍紅色或紫色的焰尾。

我們要謹慎地進行靈性感知，這點很重要。起初，假如有導師指引的話，除了導師之外，最好不要和他人論及此事。假如我們試圖以不恰當的言語來描述這種現象，時常會落入惡劣的幻象之中。平凡的文字不適合用來表達這種境界，也太過粗陋與凡俗，否則結果就是，當我們試著以言語描述自身體驗時，反而受到誤導，將各種虛無幻象與真正的靈性知覺混淆。

在此有另一項秘修學徒必須遵從的守則：**「要了解如何對你的靈性感知力保持沉默。」**沒錯，甚至不要對自己提起。避免以文字包裝你在靈性世界之所見，也不該試圖以平凡、未受琢磨的理性來加以理解。讓自己全然順服於靈性感知能力，並且別過於鑽牛角尖而造成干擾。

別忘了，你的思維尚未達到靈性視野的程度，畢竟你的思維能力是在全然受限於物質世界的生命中所獲得，但如今你所獲得的新能力已經超越物質世界。因此，不要用以往的相同標準，來衡量嶄新的高等知覺。

一旦我們能穩定觀視自己的內在體驗，就能開始講述經驗，並藉以啟發其他人一同採取參與。

上述的鍛鍊可以透過下述步驟加以補強。

這次，我們要冥想欲望獲得滿足的人，並依照先前的相同規則與預防措施，可以獲得另一種不同的靈性感知力。我們同樣又見到一抹火焰，但這次火焰中心呈現黃色，焰尾則是淺綠色。

由此方式觀察並觀想他人，很容易落入某種道德誤區，也就是失去對於他人的大愛。我們必須盡力避免這一點，事實上，我們應該在發展出「想法即現實」的確切信念後，才開始進行鍛鍊。如此，就不會讓自己在看待人類同胞時，萌生或呼應與其尊嚴及自由的敬意所矛盾的看法，也就是說，絕不能讓自己產生「其他人只不過是用於觀察之物」的念頭。

每次以靈修觀察人性特質時，都必須伴隨著這種修養，**對每個人所擁有的個體價值均懷抱感激之意，將每個人內心所蘊藏，包括想法與感受在內的一切，視為神聖且不可褻瀆**。

對於每個人，即便是在我們的記憶與回想之中，都應該心懷敬畏。

這些初階鍛鍊提供了兩個例子，說明我們如何洞悉人性的本質，並藉此闡述應當依循的靈修之道。

確實，我們只需要尋得進行冥想時所必要的內在平靜，就能對靈魂帶來顯著的變化。我們內心體驗到的內在富足，很快就能使外在變得更加自信、穩重，而經過如此轉變的行為，也將隨後與我們的靈魂產生正面互動，藉此在自我精進時推波助瀾。

我們會不斷找到不同的方法與手段，得以探索感官無法觸及的人性特質，藉此逐漸進步，得以一窺人類特質與宇宙中存在於其他萬物間的神秘關連。以此方法，我們向啟蒙階段邁出第一步的時刻也越來越近。

啟蒙尋求者必備的性格

在我們踏出第一步時，還有一項課題不可或缺，雖然我們還無法理解原因何在，不過一切都將在稍後明朗。

即將展開啟蒙的尋求者，必須具備兩種額外性格：**勇敢與無懼**。這兩者彼此有一定的關連，而且必須共同發展。

身為靈修學徒，必須刻意尋求有利於培植此等美德的處境，而這兩者確實可以在秘修訓練中獲得系統性的發展。依此觀點，人生本身就是極佳的秘修學校，甚至說是最佳的也不為過。

我們必須能冷靜看待危險，並毫不猶豫地克服困難。在面對危險時，我們應該立刻抱持這種信念：**「恐懼無用，我絕不能受到恐懼所左右，我必須全心專注於該做的事。」**也就是說，我們必須達到某種境界，讓我們即使在原先會害怕不已的處境中，靈魂深處再也找不到恐懼或缺乏勇氣的念頭。

這種勇敢與無懼的自我鍛鍊，能發展出在經過啟蒙觸及高等知識時所需要的特殊力量，如同身為物質生命的我們，需要健全的神經，才能善用我們的身體感官。而對於成為靈性生命的我們，也需要在勇敢與無懼性格中才能發展力量，因為當我們穿梭於神秘的高等境界時，將會看見原先受到感官幻象所隱蔽的事物。

其實，物質感官不允許我們感知高等真相，但這也算是一種恩賜，藉此能避免在毫無防備之下瞧見真相時的驚慌失措，避免我們看見無法承受的事物。然而，作為秘修學徒，必當訓練自我承受這番景象。在此過程中，當我們深陷於幻象時，將無可避免地失去外在世界所提供的支持。這就好比危險其實一直存在，只是我們不知道危險，當然也就不會害怕。一旦知曉，即便危險並未因此加劇，我們還是可能會被恐懼壓垮。

這個世界的力量包含毀滅與構築，有形生物的命運逃不過生與死，啟蒙者必須看見與理解這個力量及命運是如何運作。為此，我們必須卸去在平凡生活中遮蔽靈性之眼的帷幕。當然，我們本身與這個力量及命運是相互交織著，我們的個體本質就好似這個世界，蘊含著毀滅與構築的力量。而作為啟蒙者，靈魂將如同其他事物那般赤裸地顯露在我們眼前。

學徒絕不可在自覺過程中丟失力量，應該傾注餘裕之力面對自我，而為了獲得這個餘裕，**我們必須學習在困頓的人生處境中，保持內在的平靜與踏實，並對於生命存在的強大力量培植出無可撼動的信任**。我們應該做足準備，好接納過去曾引導的動機已不復以往的事實，我們必須理解，過去的想法與行為單純是起因於我們的無知，那些所作所為的理由早已失當。我們可能常常出於自負而行動，但如今已然了解，這等虛榮對啟蒙者而言是多麼無用；我們曾經受貪婪所驅使，如今也明白貪婪的破壞力多麼可怕。我們必須立下行為與思維的全新基礎，而勇敢與無懼正是其中的磐石。

最重要的是，需要在思想生命的最深處孕育出勇敢與無懼。我們必須學會不受挫敗而頹喪，並且該抱持這樣的想法：「我將忘卻自己曾經再度失敗，並且捲土重來，好似一切都沒發生過。」我們藉此不斷奮鬥，以至於說服自己相信，世界上足以供我汲取的力量之源用之不盡。

無論世俗的自我曾經多少次顯得脆弱無力，仍應一次次追求足以扶持並乘載自我的精神力。我們必須變得能夠邁向未來，不讓任何過去經驗阻礙我們的努力。

一旦上述性格發展至一定程度，便可足以聽見萬物真正的名字，而這些名號正是通往高等知識的關鍵。**所謂啟蒙，即是以萬物在其神聖造物主心中所擁有的名號來呼喚萬物，其中蘊藏著萬物的奧秘**。啟蒙者之所以會說出未啟蒙者無法理解的語言，正因為啟蒙者能喊出萬物創生之初所擁有的名號。

啟蒙階段中得以供人講述的內容，將於下一章節探討。

第三章／啟蒙

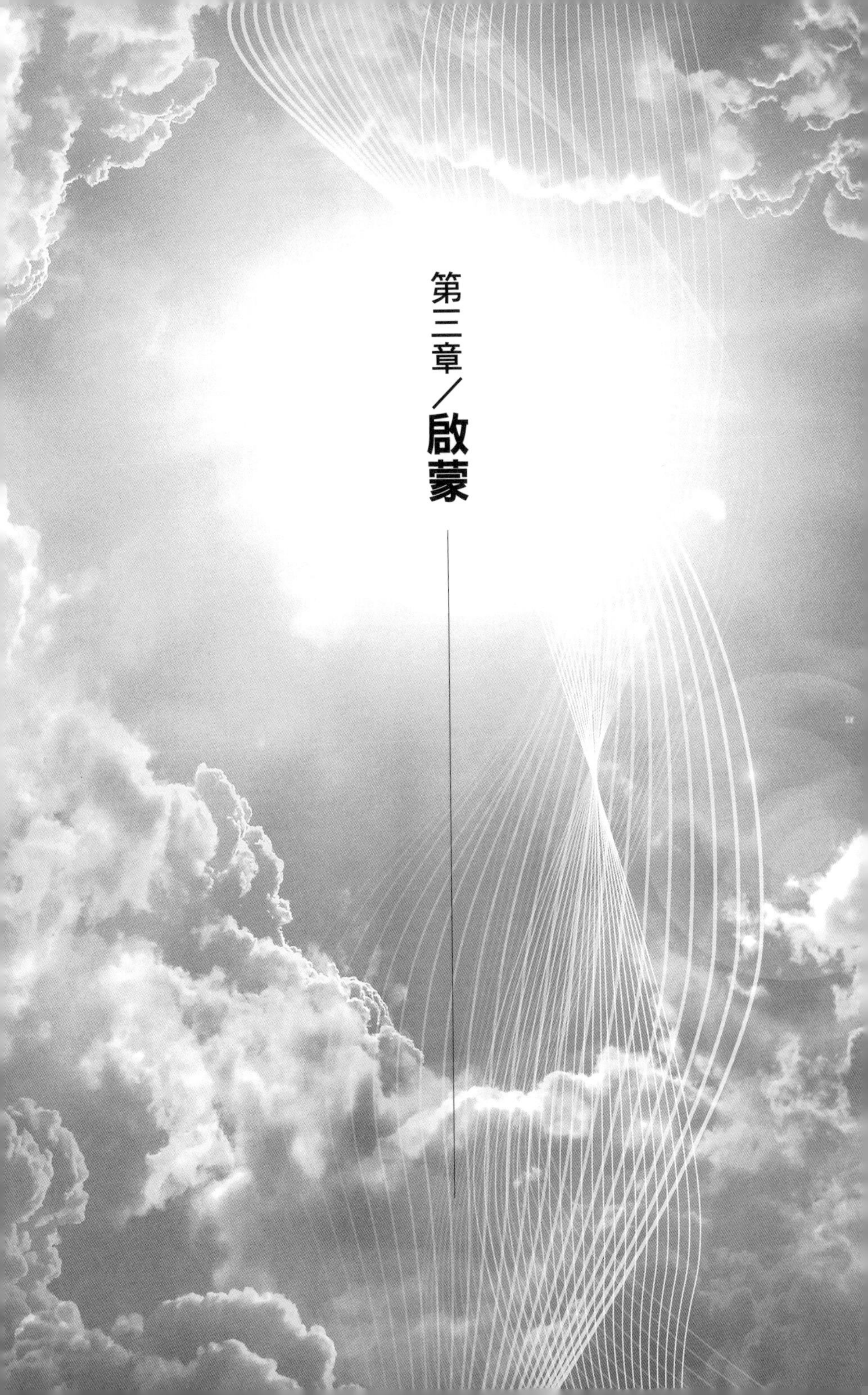

啟蒙是秘修訓練中，仍可大致透過文字昭示的最高層次。超越啟蒙之外的真義，雖然難以藉由可受人理解的方式來傳達，但通往這個知識的道路，對於所有歷經準備、闡明與啟蒙階段，並觸及低層奧秘之人，皆敞開大門以對。

啟蒙所賦予的知識與能力，若是靠我們自己，只怕得經過無數次的體現後，才有可能在久遠的未來，以不同的途徑與形態有所領悟。然而，今日受到啟蒙之人，卻可獲得許久之後才能在不同處境下所擁有的體驗。

只有當我們成熟到一定程度，才能夠徹底體會生命存在之謎，這是在通往高等知識與能力之路會遭遇阻礙的唯一原因。這就好比一個人在經驗豐富至足以避免造成傷害前，都不應該使用火器一般，假如我們今日在準備未妥時便接受啟蒙，當這些謎團作為自我精進過程中的正常環節而顯露在眼前時，我們便可能會缺失原本須透過未來體現所獲取的經驗。

所以，在我們即將邁入通往啟蒙的門道時，必須以其他事物取代這樣的體驗。因此，給予尋求啟蒙者的首要指示，便是賦予他們在未來人生中將擁有的經歷。這些指示關乎於尋求者必須經過的「試煉」（trials），而依照先前章節所述以正確方式鍛鍊之人，必然會迎來這等試煉。

其他書籍當然曾探討過這等「試煉」，但就本質而言，相關敘述通常會造成錯誤印象。畢竟未曾經過準備與闡明階段之人，從未歷經此等試煉，是無法正確描述的。

屬於高等境界的特定事物必然會呈現在尋求啟蒙者面前，但只有在能夠察覺對於形狀、顏色、聲音，以及在準備及闡明章節中所提及現象的靈性感知力時，才得以聞聽此等事物。

火之試煉

第一項試煉，包括**獲得真切的感知能力，其程度更勝於平凡人擁有的物質特性，從無生命物體開始感受，再擴及植物、動物與人類**。在此，無關乎所謂的「科學知識」（scientific knowledge），我們的著眼點並非科學，而是「感知」（perception）。

身為尋求啟蒙者，我們能藉此過程學習了解，自然界的物體與生命如何顯露在我們的靈性耳目之前。透過特定感官，這等事物的面紗將就此落下，使其赤裸裸地呈現在眼前。由此所得以閱聽的特質，以往都受到肉眼與耳朵所遮蔽，而在啟蒙過程中，能透過所謂的「靈性的燃燒過程」（the process of spiritual burning away）來揭開這層面紗。因此，最初的試煉稱為火之試煉（fire trial）。對許多人來說，平凡生活本身或多或少已經在無意識中，透過火之試煉進行了啟蒙過程。由於人生歷練豐富，因而擁有健全成熟的自信、勇氣與堅定信念，他們早已學會以沉著冷靜、寬宏大量的心性，懷抱堅不可摧的力量來承受磨難、失望與挫敗。以此方式克服自身體驗的人，儘管自己尚不明瞭，卻早已是歷經啟蒙之徒，只需稍加心力，便能開啟靈性耳目，成為洞見之人。

有件事情不假：真正的火之試煉並非用以滿足我們的好奇心。可以肯定的是，我們應該能了解其他人毫無頭緒的真相，但熟悉此等真相並非目的所在，只不過是通往終點的手段罷了。**真正的目的，在於獲得比低層境界所求更為真切的自信、更為遠大的勇氣，以及更為非凡的寬宏大量與堅毅耐力。**

尋求啟蒙者，在經過火之試煉後仍然能夠回到平凡生活中，並且直到強健身體與靈魂，未來再以新的肉身繼續啟蒙之路。倘若我們能下此決定，則可以使現在的自己成為對社會、對人類更有用處的人，而且無論處境如何，我們的內在力量、心性，以及對他人帶來的正面效應都將有所提升。

秘文符號的神秘語言

如果在完成「火之試煉」後，我們決定在啟蒙之路上繼續邁進，接著將迎來常用於秘修訓練中的特殊書寫系統。

這種筆跡下的文字，透露出神秘的教示。普通語言的文字無法直接表現出「隱藏」（或秘藏）於萬物之中的真相，也不能以任何常見的書寫系統加以記錄。因此，向啟蒙者學有所成之人，會盡可能將秘修科學的教示轉譯為平凡語言。

這種秘文會永遠銘刻於靈性世界中，一旦靈魂修得靈性感知力，秘文便能顯現眼前。但我們無法以閱讀普通人類文字的方式，來學習閱讀這些秘文，而是在我們的洞察力逐漸精進時，才會如同靈魂的本能般，由體內發展出督促我們將秘文解碼的力量，使其轉化為筆跡般的文字，讓靈性世界的事件與生命呈現在眼前。

隨著我們內在發展的精進，這股力量以及與其相連的試煉體驗，可能會因而自行顯現。然而，如果我們依循熟習秘文解碼的老練秘修研究者所提供的指引，應該會更容易達成目標。

秘文書寫的符號並非出於任意創造，而是與世界上所運作的力量相互呼應，透過這些符號，我們即能學習萬物的語言。

身為尋求啟蒙者，我們能立刻了解，這些符號其實正對應著先前在準備與闡明階段所學習感知的圖案、顏色與聲音。顯然先前的苦練，好比在學習用來拼字的注音符號，而現在開始能在高等境界閱讀了。

過去所獨自顯現的圖案、聲音與顏色，如今形成一大幅相互連結與交織的整體意象，我們對高等境界的觀察體驗，首次變得如此完整又確切。在此之前，我們總是無法確定自己眼前的景象是否正確無誤。

至此，啟蒙學徒與啟蒙者首次得以在高等知識的國度達成聯繫，因為無論啟蒙者在日常生活中與其他人多麼親近，仍然只能直接以上述的符號語言來傳達高等知識。

透過這種語言，我們認識了引導生命的特定法則，也認知到以往毫無所知的責任。在了解引導生命的法則後，我們得以進行未受啟蒙之人無法完成、更具重大意義的行為。我們的所作所為均以高等境界為依歸，而引導行為的指示，只能透過秘文來傳達。

在此必須強調，有些人即便未經過秘修訓練，也會在無意識下進行這些行為，他們為所到之處帶來了福祉與善舉，稱得上是「世界與人類的福星」。這些人擁有看似超自然的天賦，但其背後原因在此不多加探討。他們與遵循本書指示尋求高等知識之人唯一的不同，在於後者了解自身行為的整體脈絡，並且是刻意採取行動；至於前者，高等力量將身為秘修學徒的我們，必須透過訓練與秘修實踐所達到的成果，直接賦予這類受到恩寵的人，使他們得以造福全世界。我們應該尊崇這些神選之人，但也不該因此而認為，秘修訓練所付出的努力是多餘的。

水之試煉

在學會閱讀神秘的符號文字後，另一項「試煉」將就此展開。在這項試煉中，**我們必須展現自己能在高等境界中自在又穩健地行動。**

我們會從事特定工作，是由於處境在我們身上加諸了特定的職責，我們不該因為身處高等境界，就忽視自身的職責所在，這點無須多言。無論多麼崇高的職責，都不能迫使我們將世俗的責任拋在腦後。

假如為人父母，就應該如同尚未探索高等知識之前那般，繼續履行自身的責任，無論我們的工作是什麼，政府官員也好，軍人也罷，走上高等知識之路都不該阻礙我們原本的工作。相反的，秘修訓練能使我們具有競爭力的特質，提升到未啟蒙者無可置信的程度。但仍然有某些特例，原因在於，未啟蒙者並不了解該如何評斷啟蒙者。啟蒙者的行為不一定能讓其他人立刻心領神會，但誠如剛才所言，這只是少數案例。

我們現在來到啟蒙的某個境界，雖然有必須履行的職責，卻沒有履行職責的外界動機。之所以會起身將責任付諸實行，並非受外在環境的驅使，單純是依照「隱藏」在秘文中的語言所顯露的準則行事。

在這第二試煉中，我們應當展現出自己能夠根據這些準則，確實、穩當地採取行動，就好似稱職的秘書圓滿完成上級所交辦的事項。對此，我們應該會認為自己正面對秘修訓練中的特定職責，必須透過準備與闡明階段所學到的感知能力來處事，也必須透過閱讀如今由自己所寫下的秘文，來判斷該怎麼做。如果我們能**認清自身職責，並正確地行事**，便表示我們已經通過了這項試煉。

我們可以從靈性耳目所感知的圖形、顏色與聲音變化，得知已經成功履行了職責。秘修訓練的指引確實地描述了，這些圖形與其他要素，在我們採取行動後會是什麼樣子，又該如何感知。作為尋求啟蒙之人，我們必須學習如何為自己的靈性感知力帶來這些改變。

這項試煉稱為「水之試煉」（water trial），因為當我們在高等國度中行事時，外在環境不再對我們有所「支持」，就好像我們在深海中游泳時，踩不到地面般。我們應該反覆進行這種鍛鍊，直到對自身能力抱持全然的信心。

與火之試煉一樣，**水之試煉的目標也是獲取常人必須多次降生成人，才能修得的特質或美德**。但因為在高等境界中的經驗成果，我們得以在短時間內就發展出這項特質，並精進至一定程度。重點在於，為了在高等國度產生這個改變，我們要學會完全遵循自身的靈性感知，以及秘文的指引行事。假如其中摻雜了任何個人欲望或念頭，即便只是在片刻間偏離心中的正法（轉而屈服自身的念想），仍然會帶來大幅違背期望的後果。我們的行為將立刻失去意義與目標，困惑亦將隨之襲來。

這項試煉提供我們足夠的機會學習自我掌控，這點相當重要。對於接受啟蒙前就在人生中學會自我掌控的人而言，試煉會容易得多。能夠拋開個人感受與欲望，遵循崇高原則與概念的人（即便受個人喜好與憐憫之心引導至其他方向，依然了解自己必須克盡職責之人），縱使自己無從得知，卻已經在平凡人生中成為啟蒙者。

對這些人而言，通過第二項試煉不過小事一樁。確實，儘管在無意識之下，一個人仍必須先達到一定的啟蒙程度才能通過這項試煉，這可謂是一條法則。好比小孩子尚未學會走路，就想學大人跑步一樣困難，如果一個人尚未在日常生活中學會一定程度的自我掌控，當然難以發展出在洞察高等境界時所必須具有的自我掌控力。

我們的渴望、欲望與體現，並不會改變物質世界的現實，卻對高等境界的事物具有實質的影響力。因此，**為了在高等境界中造成特定的影響，我們必須具備全然掌控自我的能力，進而能夠依循正確的紀律，不受自身的恣意武斷所左右。**

在啟蒙階段，有項特質尤其重要，那就是絕對穩當、可靠的**判斷力**。這項能力需要在早期階段就開始訓練，而且是否完成這項訓練，更代表我們是否適合踏上探求知識的真實之道。

只要堅持這條路，我們應該能夠從幻象、想像中的虛幻、迷信，以及各種迷惑中分辨出真實，如此便是從低等層級的存在躍升到高等層級，展開更為困難的鍛鍊。過程中，所有的成見與珍視的信仰都必須消失，讓純粹的真相作為引導方針，而且要做好準備，順應邏輯思維的要求，放棄任何想法、念頭或喜好，如果一味緊抓著自己的念頭不放，就無法見證高等境界的確實景象。

如果我們的思維方向朝著幻想與迷信，那麼秘修之路將無法進步。我們即將獲取珍貴的餽贈，也將消除對於高等境界的所有疑慮，使高等境界攜其法則顯現於我們的靈性雙眼之前。但是，只要我們允許自己受幻象與迷惑矇騙，就沒辦法收下這份贈禮。又假如，我們讓理智隨著幻象與偏見恣意奔馳，更可能造成致命的後果。當然，愛作夢與愛幻想的人，與迷信者都不適合踏上秘修的路。白日夢、幻想與迷信，是高等認知之路的最大敵人，必須盡己所能嚴肅看待這些大敵。

儘管如此，我們也不該忘記，雖然通往第二項試煉的大門上，刻有**「必須擺脫所有偏見」**，通往第一項試煉的門口更刻著**「若無健全的理解力，再多努力也是枉然」**，但並不表示秘修學徒應該遠離生活中的詩意與熱烈的情感。

風之試煉

一旦我們在正途上獲得長足進展，便可邁入第三項試煉。

這項試煉並沒有任何實際、特別的目標，**一切都取決於自己**。我們會發現，自己身處於不受推動行事的狀態，**必須仰賴自己找到方向，且除了自己，沒有任何人、事、物可以幫助我們採取行動，或給予我們所需的力量**。

如果我們無法找到內在的這股力量，很快地就會退回原點。然而，這種失敗可說是相當罕見，因為歷經先前的試煉，通常都能夠找到力量，所以只要抱持不放棄的決心，這次通常也會成功。

此時最重要的，是**迅速沉著與果斷行動的能力**。如同字面上的意義，我們現在必須找到「高等的自我」，必須隨時下定決心傾聽萬物靈魂的靈感，不再有時間在顧慮與遲疑上，因為每一刻的猶豫，只不過證明了我們尚未準備萬全。

我們**必須勇於克服所有阻礙傾聽靈魂的障礙**。重點是，我們可以在這些擾亂的環境下表現出沉著心性，而此階段所培養的即是這份特質。

為了達到此一目的，以往的慣常行為或思維誘惑都必須要煙消雲散。同時，為了避免陷入被動的狀況，我們的職責是不失去自我，因為只有在自我當中，才能找到讓我們抓住的支點。

在不了解此處意涵的情況下閱讀這些文字，無論是誰，在得知必須完全依靠自己的力量時，都不應該為此而感到厭惡。相反的，應該了解，一旦通過這項試煉，將可迎來最極致的喜樂。

日常生活也能作為鍛鍊處變不驚的秘修學校，就如同可訓練啟蒙所需的其他特質一般。對於突然面臨的人生課題或困難，被迫學會在毫無遲疑或思慮的前提下，立即果斷地採取行動的人而言，這點尤其真切。

在只有迅速行動才能成功克服難題的處境中，我們特別可能學會這項能力。舉例來說，一旦遲疑片刻就無法挽回的不幸降臨時，假如能迅速決斷，並將如此果斷的性格永久內化，就等於已經在不知不覺中準備好面對第三項「試煉」了。**這項試煉的目標，正是發展出絕對處變不驚的心性**。

在秘修訓練中，這項試煉稱為「風之試煉」（air trial）。我們在此階段不能仰賴外在動機的基礎，亦不能依靠透過形狀、顏色，以及在準備與闡明階段所得來的見解。如今，一切只能靠自己。

當我們通過這項試煉，便可步入高等認知（智慧）的聖堂。但還有一點必須提及：在此所接受的指引必須極為明確。如今所面對的課題，常被人說成必須立下「誓約」，並永不「背叛」奧秘的教示。然而，「誓約」與「背叛」等用語並不精確，甚至會帶來誤導。誓約，就其字面涵義並無疑慮，但在此所指的，其實是一種體驗。我們學習如何運用這個奧秘知識、如何藉以造福人類，直到現在，我們才開始真正的了解世界。

此處的關鍵不在於隱藏與保留高等真相，而是要學著以正確的方式巧妙、適切地呈現。這與我們所學的「保持緘默」是兩碼子事，對於以往會滔滔不絕的許多事物，尤其是關於談論事物的方式，我們如今已習得靜默所帶來的崇高特質。

假如我們未將自身體驗的奧秘盡可能用於造福世界，代表我們是差勁的啟蒙者。在傳遞真知時的唯一阻礙，就是其他人無法理解我們所說的話。想當然，高等奧秘並不適合天花亂墜的空談與嘮叨，但這並不是要「禁止」已精進至此階段的人發言。

無論是人類或任何生物，都不會將這種「誓約」強加在我們身上，責任是我們自己的，在各種處境中，我們都必須捫心自問該怎麼做，「誓約」只是代表著，我們已然準備好要背負起這份責任。

一旦我們成熟至足以接受此等體驗，將有如獲得所謂的「忘卻靈丹」（potion of oblivion）。亦即當我們受到啟蒙後，在不受到低層記憶的干擾下，觸及行為背後的奧秘。這點對啟蒙者很重要，我們必須隨時把握當下，並了解該如何卸去時刻圍繞在日常生活左右的記憶帷幕。否則，如果我以昨天的回憶，來評斷今日的體驗，必將故步自封於以往的諸多錯誤。然而，這不表示我們要否定過去的經驗，相反的，我們應該隨時借鏡於過去，只是啟蒙者必須能在不受過往所困惑的前提下，仰賴自身的長處，來評斷並琢磨新的體驗。

換言之，我必須隨時準備接收不同事物的嶄新啟示，貿然的以古斷今，只會導致我們鑄下錯誤。然而，過往經驗的記憶仍然很有用，因為能使我們看見新的體驗。也就是說，如果沒有以往的經驗，或許就永遠看不清眼前事物的本質了。**過去的經驗應該用來幫我們洞見現在，而非用以妄加評判**。作為啟蒙者的我們發展出此等能耐，便是要藉以使萬物顯露出未啟蒙者無法瞧見的真相。

啟蒙者所獲得的另一項餽贈是「記憶靈丹」（potion of memory），使我們能無時無刻將高等奧秘烙在眼前、並銘記於心，因為光靠平凡的記性尚不足以如此，必須與高等奧秘合而為一。

光是了解高等奧秘還不夠，必須融會貫通於日常行為之中，好比吃飯喝水對於一般人那樣自然。高等奧秘必須成為一種實務、一種習慣、一種性格，使我們不需透過日常感官刻意思考；高等奧秘也應該在我們身上自然表現，如同身體的維生機能般貫串於全身上下。藉此，我們的靈性才得以成長至有如大自然所賦予我們的體魄那般健全。

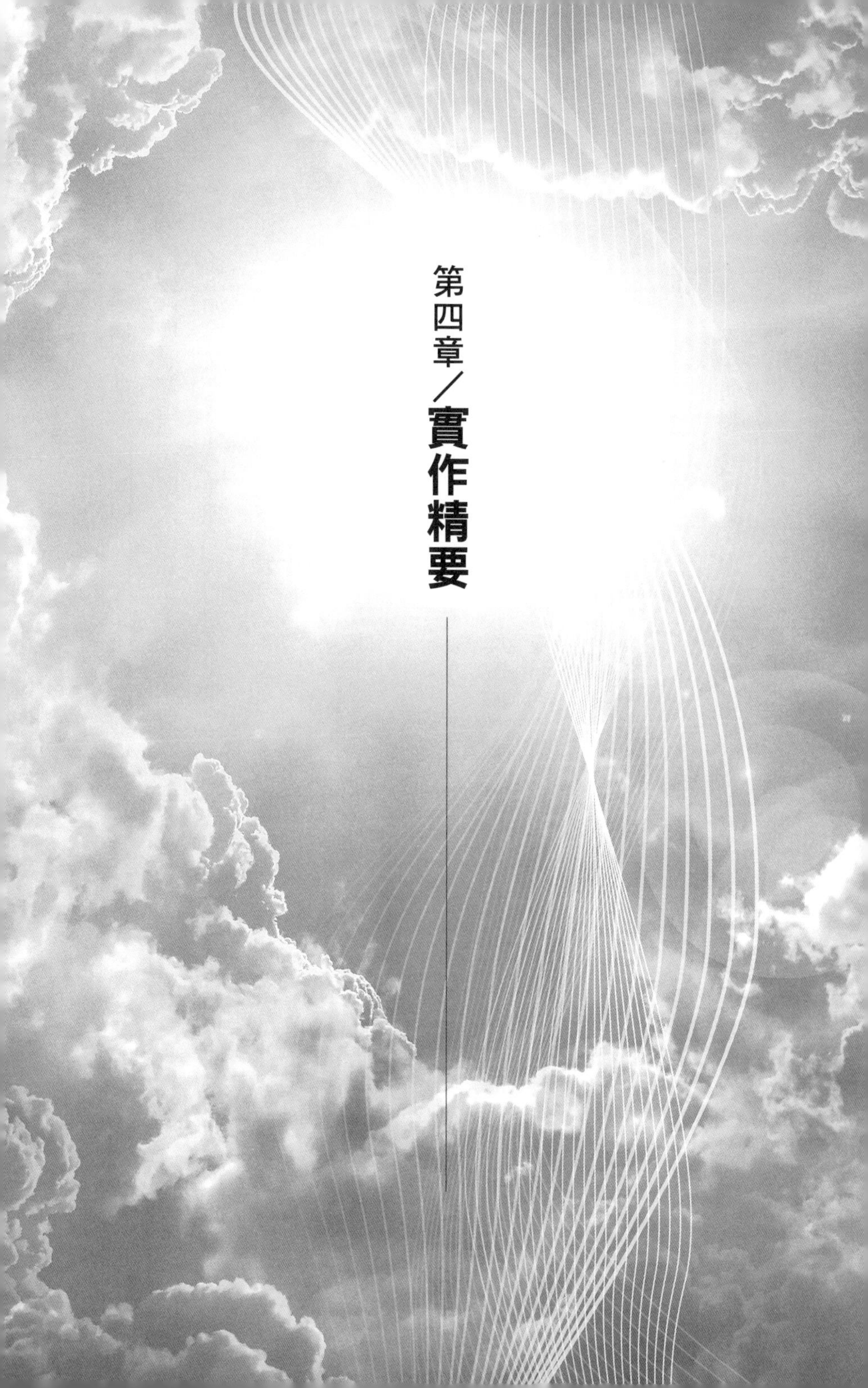

第四章／實作精要

透過在準備、闡明與啟蒙章節所提供的指示，來鍛鍊感受、想法與心性，能將我們的靈魂與靈性塑造成與大自然賦予身體相似的條理。

如果缺乏這樣的鍛鍊，我們的靈魂與靈性便會有如雜亂無章法的團塊，而在這樣的狀態下，洞見之人的感知就像無盡盤旋如流雲般的漩渦一樣，閃著淡淡紅黃色或紅棕色的黯淡光澤。

然而，經過秘修鍛鍊之後，這片漩渦會轉變為條理分明的結構，並且閃耀著黃綠色或藍綠色的靈性光澤。

當我們理清自身的感受、想法，與心性的條理時，便如同大自然調理身體機能，使我們得以目視、耳聞、消化、呼吸與說話一般，能使靈魂與靈性具有這樣的規律結構，進而獲取高等知識。藉此所創造的條理，逐漸使我們能透過靈魂呼吸與目視，並透過靈性耳聞與說話。

本章節將仔細探討在靈魂與靈性的高等鍛鍊中，能使我們觸及奧秘修練發展環節的實作方針。

基本上，無論我們是否奉行其他守則，幾乎所有人都能採行此等步驟。如果能依循這些額外的建議，無疑能在秘修科學中獲得長足進展。

不急迫，要有耐心

我們必須努力鍛鍊自己的耐心，這點格外重要。每一絲焦急的擾動，都會癱瘓、甚至摧毀潛藏在體內的高等能力。我們不該渴望或期盼在一夕之間獲得洞見高等境界的無盡視野，否則只會不斷落空，這是不變的定律。相反的，即便只有最微小的進展，我們也應該讓滿足感伴隨著沉著與超然的心，逐漸充滿靈魂中。

無可厚非地，身為學徒的我們會迫切地想看見努力的成果，但除非我們能掌控焦急的心性，否則一切只是徒勞。

另一方面，只是純粹抵抗自己焦急的個性也沒有好處，只會使其加劇，變成自我矇騙，反而讓焦急在靈魂中更加根深柢固。

只有在反覆使自己順服於特定想法，使其徹底內化後，才能獲得成果。這個想法就是：**「我必須盡己所能，鍛鍊靈魂與靈性；但我也會沉著等待，直至高等境界的力量認同我接受啟蒙的價值。」**一旦這種想法鞏固於心，就會成為我們性格的一部分，而我們也將隨之踏上正確的道路。

不久之後，這種新的人格特質就會在我們身上顯露，我們的視線將變得沉著，眼神沉穩，腳步充滿自信，決策也益發堅定，過去所感受到的緊張會隨之逐漸消散。

至此階段，必須多加注意細微但顯而易見的「法則」。舉例來說，假設某人冒犯了我們，在展開秘修訓練之前，我們往往會對冒犯者懷有不悅的感受，心中的惱怒與憤恨油然而生。然而，如今已走上高等知識之路的我們，會立刻升起這樣的想法：「這番羞辱無法改變我真正的價值。」隨後，心思就會回到手邊的工作，心中不再有氣，而是沉著又超然。

不過，這不表示我們要將羞辱吞下肚去，而是要我們對迎面而來的羞辱還以冷靜與自信，如同旁觀者勸撫受羞辱者的立場一樣。**我們必須隨時記得，秘修訓練並不是非要透過重大的外在事件來實踐，而是透過經驗想法與感受的生命中，既悄然又細微的內在改變來體現。**

耐心能夠吸引高等知識的寶藏，焦急則會將之驅於門外；匆忙與不安在高等國度裡只會一事無成。最重要的是，必須壓抑欲望與渴求，因為這些都是在面對所有高等知識時，都應該蒙羞退避的靈魂特質。所以，在珍貴的高等知識迎向我們時，千萬不能懷抱渴望的念頭。

不做私欲幻想，要樂於奉獻

此外，假如我們只為了利己而修練，也將永遠徒勞無功。

首先，**我們在靈魂深處要對自己誠實，不能再對自我抱持任何幻想**。我們必須以內在的真實之眼檢視自身的錯誤、弱點與短處。

每當我們找到一個脆弱的藉口，就等於在向上躍升的路途中擺放一座障礙，唯有透過自我的啟發，才能消除這等障礙。而戰勝挫敗與弱點的唯一方法，是透過內在的真實之眼，看透其中的本質。

人類靈魂中所沉睡的特質都能夠被喚醒，只要沉著並超然地摸透自己在不同領域中的弱點，甚至能夠精進自己的直覺與理智。

這番自覺當然很困難，畢竟讓人自我矇騙的誘惑太多了。但是，假如能養成對自我誠實的習性，通往更宏觀視野的大門將為我們而開。

身為秘修學徒，我們必須消除自己的所有好奇心，並盡可能改掉只為了滿足求知欲而提問的習慣。我們必須為了進化自我，學習只提出有助於砥礪自身的問題，但我們對在學習中的愉悅與奉獻，不應該受到影響而磨滅，相反的，我們應全神貫注地傾聽能滿足學習樂事的事物，並尋求所有能悉心投入學習的機會。

秘修發展所需要的，首重鍛鍊生命中的期望與抱負，但這不是要我們斬除所有的願望或渴望。假如我們想獲得某種事物，必定先對其抱有渴望，只要渴望的背後存在一股特別的力量，終究會獲得滿足，而這股力量或能力，則來自正確的知識。

「不要懷抱期望，除非你了解何為正道」，乃是秘修學徒的黃金法則。如果我們夠聰明，必先學習了解世界的律法，我們的願望才會出現為能據以實現的力量。

以下是相當明確的例證。許多人想要體驗自己在出生前的生命，假如未能藉由靈性科學研究所洞見的永恆存在本質中，最微妙且深刻的細微體驗，這種期望不但無用又沒有意義。但如果已經有此洞見，並且想要更深入探求，這個經過淬鍊與純淨的祈願便能助其實現願望。

「我很想一探我的前世，就算要我研究跟練習也沒關係！」這種訴求其實並不適切。相反的，我們必須準備好放棄這種願望，並徹底拋諸腦後。我們要學著不在別有用心的前提下學習，要能為所學事物的本身感到歡欣並投入其中。只有如此，我們才得以許下能據以實現的願望。

陶冶性格，開啟內在之眼

每當我感到生氣或惱怒時，就等同在靈性世界的自己身邊築起一道高牆，將發展靈性之眼的力量隔絕在外。例如，有某人激怒了我，便好比送出一道靈魂浪潮進入靈性世界中，但只要我仍然在生氣，就無法看見這道浪潮，因為憤怒矇蔽了我。但這也不表示只要我能掌控自己的憤怒，就能立刻感知到這股靈性（或星界）現象。而為達此目的，我必須先開發出靈魂的內在之眼（inner eye）。

每個人都有這雙眼睛，只不過尚未發展成熟，只要我們仍然會受憤怒所支配，便永遠無法睜開這雙眼睛。但並不是我們開始抗拒憤怒，就能立刻開啟眼界，而是必須耐心地抵抗憤怒，直到某一天，我們才會注意到這雙內在之眼已經睜開。

憤怒並不是我們在感知星界現象時所必須克服的唯一阻礙。很多人在壓抑憤怒性格多年後，仍然未能體現洞察的視野，因而失去耐心或開始質疑，這是因為他們只專注於陶冶特定的性格，卻讓其他個性恣意蔓生。只有在我們壓抑所有阻礙潛在能力浮現的個性後，真視的天賦才會顯現。

不可否認，洞察的耳目可能會提早開啟，但就如同稚嫩的幼苗，脆弱得無法承受各種錯誤的摧殘，如果無法謹慎培養與照料，稍有閃失就會凋零。

除了生氣與惱怒之外，其他也必須對抗的性格，如恐懼、迷信、偏見、自負、野心、好奇、愛說三道四的衝動，以及在社會地位、性別、種族等外在特質上的歧視。

我們或許很難理解，為何壓抑這些性格能提升我們的認知能力？然而，所有秘修主義者都知道，陶冶性格在這方面比增廣見聞或刻意鍛鍊來得更有用。

對此很容易造成一種誤解，例如，誤認為克服恐懼會變得有勇無謀，或是反對社會地位或種族上的歧視，代表無視人群之間的差異等。事實上，只有當我們不再抱持偏見，才能學會分辨事物本質上的差異。即便在日常生活中，對某件事物的恐懼，都會讓我們為其戴上有色眼鏡。同理，種族偏見也會讓我們無法洞見他人的靈性特質。秘修學徒必須接納這種常識，並以高度的敏感與精確性，將其琢磨內化。

每當我們的言語未經過思考的淬鍊與純淨就脫口而出，等同在秘修發展的路上擺放阻礙。這個例子再清楚不過了：如果某人對我說了些話，而我非回應不可時，不只要考慮在對話中要加入什麼觀點，更要多花點心思觀察其他人的想法、感受，甚至偏見。換言之，如果是潛心秘修的人，必定會克盡職責地致力培養最上乘的圓滑與敏銳感。

我們要學會評估他人心中對於堅持歧見的重要性，但不表示我們應該無條件退讓，而且這樣做也不可行。我們應該盡可能地仔細傾聽對方的意見，再根據聽見的內容擬定回應。同樣的，問題在於我們於此處境中，從內心油然而生的念頭，當這種念頭內化成我們的性格時，即可知道自己正走在正確的道路上：「**重點不是我們想法與對方不同，而是藉由我在對話中所提出的意見，使對方明白正確的答案所在。**」

讓自己充盈在如此念想中，能引導我們的性格，並對其蓋下代表溫柔的印記，此種溫柔性情是秘修訓練中的主要方法。溫柔能除去阻礙，開啟靈魂與靈性感官，而嚴肅與麻木不仁，則會嚇跑用來喚醒靈性之眼的靈魂形態。

遵循引導，避開歪道

當我們學會溫柔之後，靈魂中也將開始形成另一種性格：**對於周遭所有渺小靈性生命的寂靜專注力，其中則伴隨著自身靈性活動的徹底平靜。**如果能達到這般境界，在周遭靈性生命中所發生的一切，將有助於自身靈魂的外顯與健全成長，好比陽光有利於植物的繁茂一般。因此，富有耐心的溫柔與平靜，將引領靈魂邁向靈性世界，也指引前往高等能量國度。

「駐留在平靜的真誠與孤寂之中，在進入秘修鍛鍊前，關閉你對他人事物的感官，停下你心中慣常起伏的念頭，達到完全靜止與靜默的狀態，並耐心等待高等境界塑成你的靈魂耳目。」

「不要期望能立刻在靈魂與靈性的世界目視與耳聞，你現在付出的心力，只是在鍛鍊你的高等感官，在你確實開啟感官之後，才能真正以靈性耳目有所見聞。沉浸在平靜與孤寂的心境片刻後，就回到日常崗位上，並讓這個念想深刻烙印在心中：在我準備俱足的那天，就會獲得屬於我的能力。因此，不要試圖以自身意念來吸引高等能力。」

在每位秘修學徒的修行初期，導師都會如此教導。如果我們能依循這樣的指引，將能使自己臻於完善，但如果我們對此充耳不聞，那所有努力都將白費。

只要憑藉耐心與堅定，要遵循這番教誨並不難，唯一的阻礙其實是來自我們自己，但如果我們有心，必然能避開險阻。

這是必須且不斷強調的重點，因為許多人對於秘修之路的困難都存在錯誤認知。要知道，在秘修之路踏出第一步，總比在缺乏秘修訓練的協助下，面對日常生活中的疑難雜症要容易得多。

本書中所要傳達的就是這項訊息，而且不會對身體或靈魂的健康造成任何危害。當然，還有其他途徑能更快達成相同目標，但如此迅速的捷徑，與本書所提供的道路無關，因為那將帶來有長足經驗的秘修者所不樂見的後果。由於這些旁門左道的片段資訊不時受人散播，所以必須告誡眾人應避免採取這些途徑。

基於只有啟蒙者所了解的理由，永遠不能公開談論這些途徑的真實面目，這些片段資訊，並無法帶來任何正面效益，只會侵蝕內心的健康、愉快與平靜。假如我們不願將自我託付於對其本質與起源無所知悉的黑暗力量，就應該將這些旁門左道置之不理。

慎選秘修之路

這裡，關於我們實踐秘修訓練的環境也必須一提。雖然環境有一定的重要性，但也必須了解每個人的需求有所差異。在以自我利益為導向的環境中（恰好符合現代人為求生存而奮鬥的氛圍）進行秘修之人，應該察覺利己主義會影響一個人靈性感官的發展。

當然，靈性感官強大的內在法則，足以防止這個影響造成實質的傷害，就像即使環境差異再大，百合也不會開出一朵薊來，所以就算身處於現代社會的利己氛圍中，靈性之眼也不會變成其他產物。儘管如此，無論處於何種環境，最好還是能在大自然的平靜、莊嚴與愉悅感受中鍛鍊。

理想的鍛鍊環境，應該在滿是綠色植物、陽光充足的山林中進行，使身旁圍繞著大自然簡樸的美妙，並藉此讓內在器官產生現代城市無法帶來的和諧。換言之，在芬芳的松樹、覆蓋白雪的山峰，以及山林蟲魚鳥獸圍繞之下成長的人，比在城市中出生之人更適合修行。

然而，即便不得不生活在城市裡頭，在靈性科學的教誨啟發下，也能夠滋養靈魂與靈性中所發展的感官。假如我們無法在春季看著山林日漸蓊鬱，至少也該藉由《博伽梵歌》、《聖約翰福音》與托馬斯・肯皮斯的教誨，及靈性科學文獻，來滋養內心。

通往真知洞見的路有很多條，一定要慎選正確的路途。精熟秘修實踐者能夠描述這些道路的光景，但未啟蒙者聽來或許會感覺古怪。

舉例來說，我們或許已經在秘修之路走得很遠，也可能正站在開啟靈性耳目的門檻上，但接著，我們的旅途很幸運地得以橫越汪洋。在不同的光景中，海浪或許平靜、或許風暴大作，而遮蔽靈性之眼的表象一片片剝落，突然間，我們得以看見真相，就此成為洞見之人。

而另一位佇立在相同關卡前的學徒，可能受到命運的巨石所打擊，這一擊足以癱瘓並侵蝕凡人的力量，但正因為走在秘修的路上，反而成為迎來闡明的轉機。

同樣的，我們或許耐心堅定地苦修多年，但並未獲得顯著成果，但突然間，當我們靜坐在房裡靜心冥思時，卻發現自己受一道靈性光芒所包圍，靈性世界的牆壁瞬時消失無蹤，嶄新的世界於焉在眼前展開，伴隨著悠然傳來的靈魂之聲，靈現之眼從此可視，靈性之耳從此可聞。

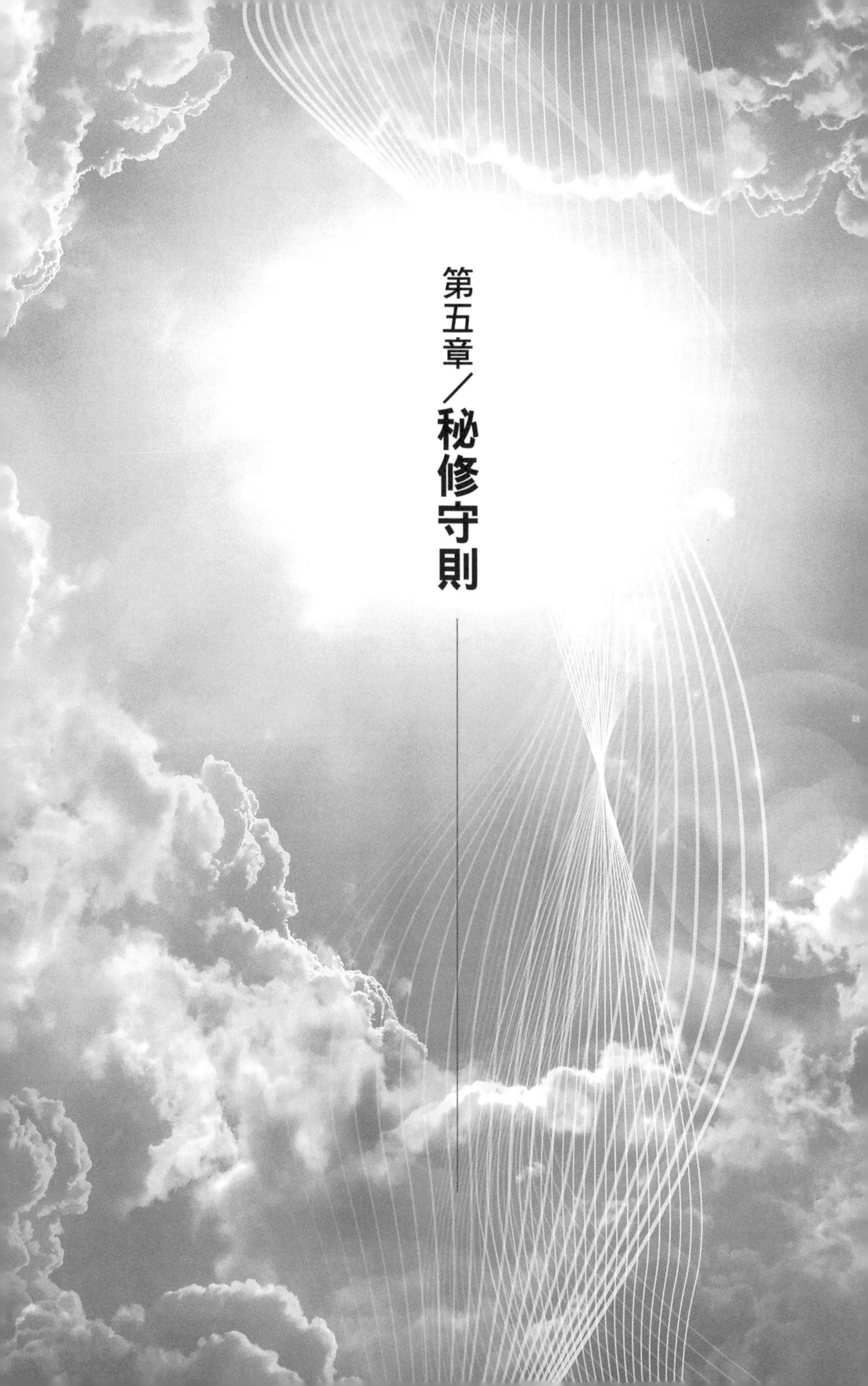

第五章／秘修守則

進入秘修訓練的守則或條件並非由人類任意訂定，而是由秘修知識的本質自然誕生而出。就像不想拿起畫筆就當不成畫家一樣，如果我們拒絕遵守秘修導師所指示的必要守則，就無法接受秘修的訓練。嚴格說來，導師能給我們的只有指引，但仍必須以這種精神來看待導師所說的話，畢竟他們經過了接受高等認知的準備階段，並根據經驗，了解其中不可或缺的要素。然而，是否要跟隨導師所走過的路，完全靠我們的自由意志來決定。如果我們要求秘修導師指導秘修的訓練，卻不願意遵循守則行事，這不等同於對繪畫老師說：「教我繪畫，但是抱歉，我不拿畫筆。」

對於非出於自由意志前來的人，靈性導師無法提供任何指引。而且，光是抱著想尋求高等知識如此模糊的願望還不夠，許多人都有此願望，但即便懷抱願望，卻不願遵循秘修訓練特定守則的人，仍然不會有任何成果。

抱怨修行之路太困難的人應該記住，如果不能或不想遵守必要守則，就應該暫時停止鍛鍊。沒錯，這些條件確實嚴格，但並不苛刻，只是遵循守則也必須是自主行為。

如果忽略了自由抉擇的事實，便很容易將靈性導師所施加的守則，誤解為是在壓迫我們的靈魂或良心。秘修訓練與鍛鍊內在生命有關，靈性導師的忠告則是引導我們朝此方向前進。

出於自由決擇的任何行為，都不該被視為強迫，如果對導師提出要求：「告訴我高等奧秘，但不要改變我原本所習慣的感知力、感受與想法。」那是不可能的。抱持這種心態，只是為了滿足自我的好奇心與求知欲，將永遠無法獲得秘修的智慧。

接下來是學徒必須遵循的守則。值得一提的是，這些守則並不要求絕對完美的表現，只需要盡力達到目標即可。沒有人能完美達成所有條件，但每個人都能朝達成目標的方向前進，心態與起身而行的意願才是最重要的。

秘修訓練的七大守則

第一守則：全心投入增進身心靈的健康

我們並不能決定自己是否健康，但可以努力改善健康。只有健康的人才能擁有健全的理解與認知能力。秘修訓練並未將健康欠佳的人排除在外，但是要求學徒須抱持走向健康人生的意願。追求健康大幅仰賴我們的獨立自主，他人所提供的建議，無論是否想要接受，對我們而言，都是不必要的，這是鐵則。總之，**我們應該努力照顧好自己**。

在身體健康方面，最重要的是避免有害的影響，但為了滿足自己的責任，我們卻時常從事不利健康的行為。在特定情況下，我們確實會將職責置於健康之前，但只要我們有堅定的意志，很多事物其實都可以捨棄！

沒錯，職責時常比健康更為重要，有時甚至凌駕於生命價值之上。然而，享樂卻永遠不該擺在第一順位。

對秘修學徒而言，愉樂之事只能作為獲得健康與滿足人生的手段。我們在此必須全然誠摯且坦率地面對自我，假如出於與尋求樂事相同的動機，即便過著潛心苦修的生活也沒用。有些人能透過苦修，來獲得如其他人酗酒時的滿足感，但我們無法期望透過這種苦行主義，來追求高等知識。

很多人將靈修的阻礙歸咎於外在環境，聲稱在目前的生活處境中無法自我精進。或許想要改變外在處境的理由確實不少，但秘修訓練不應該是其中之一。無論處於何種環境，我們只需要盡可能提升身體與心靈的健康就夠了。

其實，不管我們的工作多麼不起眼，最終都能夠造福全人類。了解所有枝微末節的工作，對全人類來說都有其必要性，這份情操才是真正偉大，而不該認為：「這份工作配不上我，我的地位應該更高才對。」

所以對學徒來說，努力提升心靈與精神的健康尤其重要，不健康的內在生命，會妨礙我們接觸高等知識。清晰、沉著的思維，以及可靠的感官與感受都不可或缺，而最該遠離我們的，則是流於幻想、興奮、焦躁、自大與狂熱的傾向。

對於生命所呈現的一切，都必須取得最真切的見解，我們要學著以自信面對生命，學著讓萬物安靜地對我們訴說，在我們身上醞釀。**我們必須盡一切努力，在必要的地點與時間滿足生命的需求，而且應該避免在評斷與感受中，摻雜任何誇大與偏頗的成分。**

假如我們不能滿足這些條件，便無法體驗高等境界，只能沉溺在自我的幻想世界中；也無法追求真理，只能被自己的想法牽著鼻子走。所以，不要陷於自滿與無盡的夢幻之中，「腳踏實地」才是上策！

第二守則：感受自己身為生命環節之一

要滿足這項守則，必須付出許多心力，但每個人都有自己獨特的方式。舉例來說，假如我是學校的老師，有位學生辜負了我的期望，我應該先將感受引導到自己身上，而不是針對學生。我應該感受自己與學生合為一體，並捫心自問：「是否因為我自己的過錯，才造成了學生的缺失？」我不該責罵學生，而是反省自己要如何改變行為，藉以協助學生在未來達成我的期望。

這種態度會逐漸改變我們的整體思維模式，無論大小事皆然。例如，我將以不同角度來看待罪犯。我現在會克制自己不妄下評斷，並思考我們共同的人性：「我跟此人一樣都是人類，或許只是人生處境帶給我的教養，使我有幸得免於相同命運。」

我會接著反思，這名罪犯是同為人類的兄弟姊妹，如果能接受導師所給予我的關注或鼓勵，也許會有不同的結局。

然後逆向思考，我接受了他們所得不到的事物，我的幸運其實是來自他們的犧牲。只要稍加深思，就會獲得如此見解，**我身為全人類的一分子（或一個環節），與所有人共同背負著對一切發生事物的責任**。這番洞見當然不該立刻被轉化為全世界的政治鼓動，而是要寧靜地在靈魂深處醞釀。藉此，它將逐漸顯露於我的外在行為上。無疑的，我們對這種問題只能從自我改革做起。如果想基於這番見解，使大眾提出社會與政治改革的訴求，則只是徒勞無功。

評斷他人的行為很容易，但秘修知識的學徒必須往內心深處琢磨，不能只做表面功夫。因此，如果將秘修訓練的訴求牽扯至任何改革或政變的外在訴求，可謂大錯特錯。靈性訓練應該與這等事物無關，政治激進分子普遍明白該怎麼要求他人，卻甚少談到該如何反求諸己。

第三守則：自己的想法與感受就跟實際行為一樣，對世界存在著莫大的重要性

我們應該有此認知，當我們憎恨人類同胞時，所造成的破壞力，其實就好像真正用身體去打擊對方一樣。這將使我們再度體會到，為了提升自我所採取的行動，不只對自己有益，同時也能造福世界。純粹的感受與想法就如同實際的善行，將對世界帶來同等的益處。

確實，只要我們不相信自己的內在生命對世界的影響力有這麼大，便代表我們尚未準備好開始秘修，只有當我們對自己的靈魂與內在修為，至少如同對外在鍛鍊同等重視又確實時，才能真正相信內在生命與靈魂的意義。

我們必須了解，我們的感受就如同經由雙手付諸實現的行為，對世界具有同樣的影響力。

第四守則：相信自身的真正本質不在於外表，而在於內心

假如我們只把自己當成物質界的產物或結果，在靈性層面必然一事無成。**秘修訓練的根本基礎，在於感受到自己的靈魂與靈性上的存在**。一旦我們靠自己體會到如此感受，即表示我們已然能夠將內在的天職與外在的成就相互區分，也學會了解兩者之間並非必然且密切相關。

秘修學徒必須在「服從外在世界的訴求」與「執行自己認為正確的事」之間尋求妥協，我們不該強迫他人接受他們無法理解的事物，同時也不該只是一味地順從周遭他人的認知與認同來行事。

只有靈魂誠摯地追尋高等知識的內在之音，才能證實我們的真理何在。然而，我們必須盡可能向外在環境學習，並找到對周遭一切最有用、最好的答案。在此同時，也將發展出秘修科學所謂內在的「靈性天秤」（the spiritual scales）或「均衡態勢」

（balance），天秤的一端是有樂於助人的內心，敞開著傾聽外界的需求，另一端則是內在的堅定與無可動搖的毅力。

第五守則：下定決心後必當堅定不移

除了犯下錯誤的自覺以外，沒有任何事物能讓我們放棄自己的決定。我們每次的決心都是一股力量，即便並未立刻對受力目標造成影響，仍然會透過獨特的方式運行。只有在出於欲望而行動時，才會論斷行為是否「成功」。

然而，根據高等境界的觀點，由渴望所驅使的任何行為都沒有意義。**在高等境界中，「愛」是唯一的行為動力**。對秘修學徒而言，驅策採取行為的所有因素都必須歸納於「愛」，只要是出於愛而行動，無論過去失敗多少次，永遠都不會對「將決心轉化為行動」感到疲倦。

因此，我們不會根據對他人的外在影響來評斷某種行為，而是對採取行為本身感到滿足。我們必須學習將自己的行為與本質奉獻給世界，而無關乎外界如何接納我們的貢獻。要明白，成為秘修學徒，便必須準備接受犧牲與奉獻的人生。

第六守則：對於我們接受的一切都要心懷感激

我們應該了解，自己的存在乃是全宇宙的恩賜。

必須明白，為了使人類誕生並持續生存，背後需要多少契機！我們虧欠大自然與其他人太多了。

進行秘修訓練的人，應該將這種感激之情化作慣性，而且如果我們未能潛心順服如此念想，將永遠無法發展出獲得高等知識所需要的無私大愛。要知道，只有當我鍾愛某種事物，它才會顯現在我眼前，而每次的體現都應該使我充滿感激之情，因為我已經變得更加富有。

第七守則：時刻謹記守則的教誨，了解生命的真諦

藉由以上諸守則的教誨，我們賦予生命歸為一統，所有不同的生命表現將就此達成和諧，不再彼此矛盾。

於此同時，我們也將迎來秘修初期所必須發展出的內在平靜。

找到自己的靈性之路

如果能真心誠意地想遵循這些守則，便表示你已然準備好進入秘修訓練，隨後才可遵照本書中所提供的建議行事。

有些人可能覺得這些建議太過外向，與外在生活太過密切，但他們或許未曾料想到，要以如此嚴謹的外在行為踏上秘修之路。須知，**我們內在生命的一切，都必須透過外在層面來發展**，這就好比畫家腦中的大作並未真正存在一般，缺乏外在表現的秘修訓練，便不算是真正的實現。

一旦了解內在必須經由外在體現之後，便不再會輕視這等嚴謹的規範。內在精神無疑比外在行為更重要，畢竟如果沒有精神，一切行為都毫無意義，但假如未能體現於外在行為，內在精神也只是空談。

這些守則的用意，是要使我們堅強得足以滿足秘修訓練中必將面對的進一步要求。如果我們缺少達成這些守則的基礎，將會帶著擔憂面對各種新的挑戰，也將無法對於秘修訓練中所遇見的人抱持信心。

相信與珍愛人類，是努力追尋真理的基石，我們付出的心力雖然並非出自於對人類的信任與愛，而是出於靈魂本身的力量，卻也必須建立在這種信任與愛之上。對於人類的愛，必須逐漸拓展至所有生物，乃至於所有存在。

假如我們成功了，必然對一切有建設性與創造力的事物懷抱深刻的愛。避開所有毀滅風險是我們的天性，而作為秘修學徒，永遠不可為了破壞而破壞，無論是行為、念頭、言語或感受皆然。

我們要為成長與發展感到欣喜，只有當我們能夠對破壞之物賦予新生命時，才可以將自己的手用於毀滅。但這不表示我們要對惡行惡狀坐視不管，相反的，對於一切邪惡，我們都應該尋求能將其轉化為善的要素。

爾後，我們會更清楚對抗邪惡與缺陷的最佳方法，就是創造善與圓滿的事物。儘管我們無法平空創造，卻能把缺憾的事物轉變得更趨完美，而且越是強化具有創造力的傾向，就能越快發現自己對邪惡與缺陷能抱持正確的心態。

投入秘修訓練的人必須了解，**秘修的目的在於強化，而非摧毀**。因此，應該培養以誠摯與奉獻來工作的渴望，而不是批評與破壞，也應該要有表示敬畏的能力，因為我們所要學習的是未知事物，所以應該對展現於眼前的萬物投以敬畏之情。

工作與敬意是秘修學徒應該具有的基本心態，如果在修習訓練時覺得缺乏進展，縱使自認為自己的努力未曾停止過，但原因正是因為我們尚未完全投入，並確切了解工作與敬畏的意義。

為了成果而工作的績效最差，不帶敬畏的學習進步最慢，鍾愛工作本身而非工作成果，才能讓我們前進。所以，如果我們努力鍛鍊健康的思維與健全的判斷，就不會讓敬畏之心因為質疑與猜忌而減弱。單純抱持敬意並專注傾聽他人，不會立即以一己之見表示反對，如此做並不會讓我們成為依賴他人的奴隸。在求知路上有所成果的人，都知道這一切都歸功於耐心的傾聽與學習，而非固執己見。

我們應當隨時謹記，一旦對某件事立下結論，即代表已經沒有學習的空間。如此，如果一心想著評斷，當然什麼也學不到。然而，秘修訓練的關鍵在於學習，秘修學徒應該無條件抱持學習的意願，對於自己不了解的事物，客觀保留遠勝於妄下論斷。至於該如何理解，留待稍後再說。

當我們肚子裡的墨水越多，就越需要能專注、平靜且心懷敬意地傾聽。就探求真理以及靈性世界的活動與生命而言，與日常生活的行為以及物質界的思維相較下，顯然微妙又細緻得多。

當眼界拓展得越遠，我們所要完成的工作也將越細微，這也是對於高等國度存在諸多不同「視野」與「觀點」的原因。

但實際上，對於高等真相的觀點只有一種。只要我們透過努力與敬意，將自我提升至真理所在的境界，自然能夠見到真相所在。只有在準備的功夫不足，並且基於自身喜好與慣性思維來構築想法時，我們的觀點才會與真相相左，這就好比數學題目不會有多種解答一樣，對高等境界事物的觀點也不該分歧，而為了達到這唯一的「觀點」，我們必須先做足準備。假如我們能將這點銘記於心，就不會對靈性導師所提出的條件感到驚訝了。

高等生命的真相，無疑位於我們的靈魂之中，每個人都能夠（也必須）探索真相，但真相埋藏在深處，必須先清除路上的阻礙，才能夠從深處挖掘出真相。只有在秘修科學上有長足經驗之人，才能給予我們建議，告訴我們該怎麼做。靈性科學雖然提供了指引，但並未將真理強加於任何人，也不會宣揚任何教義，只是指出一條路，而每個人都可能靠自己找到這條路，只是也許要經過幾世的輪迴才能尋得。秘修法則能夠縮短途徑，使我們得以達到此番境界，並讓我們透過彼此的合作，以靈性修為來促進人類的演化與救贖。

到這裡，總結了目前所能論及、關於獲得高等境界體驗的訊息。下一章節將繼續探討這些現象，揭示在發展高等能力的過程中，我們身體的超感官部分（在靈魂體或星界體中，以及在精神或思維層面）會有何種變化，並藉此透過全新的視野，來看待並徹底通透至此所論及的一切資訊。

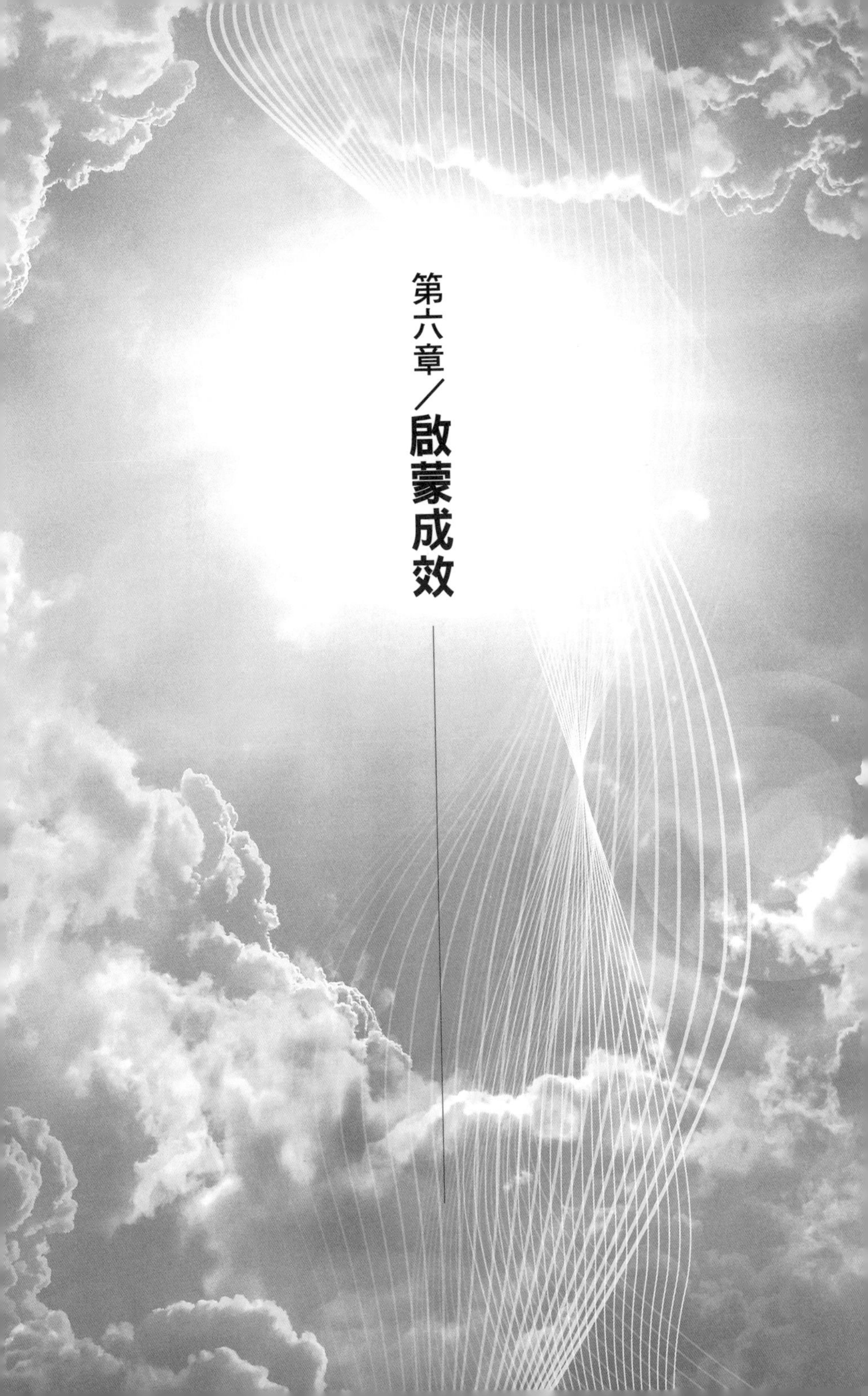
第六章／啟蒙成效

真正的秘修科學基本原則之一，是鑽研之人必須在全然覺察的狀態下精修。身為學徒，不應參與自己未能理解效果何在的活動或宗教儀式，而作為秘修導師，在提供建議或指導的同時，也會解釋各項指引，對努力追求高等知識之人的身體、靈魂或靈性，會有哪些影響。

本章節將說明內在修行對秘修學徒的靈魂會帶來何種成效。我們必須先了解這些成效，才能全然覺察地進行認識超感官世界的鍛鍊課題，也只有在全然覺察的情況下，我們才稱得上是真正踏上秘修之路的學徒。

真實的秘修訓練禁止在黑暗中摸索，不願意睜開雙眼修行的人或許會成為靈媒，但絕不會成為秘修科學所說的先知或洞見之人。

如果能夠實踐先前章節所述的鍛鍊課題，首先會體會到所謂「靈魂機體」（soul organism）的變化，只有洞見之人能感知到這種機體，其外表形似靈魂與靈性狀態的發光雲體，中心則存在著實體[7]。

透過靈性層面的視野，可在這片「雲」中看見我們的直覺、欲望、情欲與念頭。舉

7 原作者所著的《神智學》一書中對此有詳細描述。

例來說，肉身欲望經過感知，會呈現具有特定形體的深紅色輻射光，而純粹又高貴的想法，則會表現成紅紫色的輻射光。邏輯清晰的思想家擁有經過明確界定的概念後，會讓人感知到輪廓明顯的黃色形體，而困頓內心的模糊念頭，則沒有明確外形。使人難耐又頑固的想法，會呈現尖銳、死板又毫無彈性的形態，而對他人敞開心胸的念想，外形則富有彈性又變化多端，以此類推[8]。

我們的靈魂發展越是精進，靈魂機體便越具有規律的結構，而靈魂生命尚未獲得發展的人，其靈魂機體則會一直呈現雜亂無章。

然而，在如此亂無章法的靈魂機體內，洞見之人仍然能透過周遭環境清楚看見其形體所在，由頭部中央延伸至肉身的中間。

就洞見之人來看，它就像擁有某些器官的獨立軀體，而就靈性層面來看，這些所謂的器官，即分布在實質肉身的下列部位：第一個位於雙眼之間，第二個位於喉頭，第三

8　我們必須謹記，所有關於「看見」顏色的描述，是指靈性層面的看見（感知視野）。就洞察力的認知而言，「看見紅色」，是表示在靈魂與靈性國度的體驗，近似於以肉眼看見紅色的感覺。因此，自然會以「看見紅色」來表示洞察力的感官認知，這也是唯一的原因。我們不該將看見顏色誤解為真正的洞察體驗。

個位於心臟部位，第四個位於胃袋凹處或腹腔神經叢附近，第五跟第六個則在下腹部及生殖系統附近。

由於它們的形似輪子或花朵，秘修主義者將之稱為脈輪（chakras，或是氣輪）或「蓮花」（lotus flowers）。

當然，我們是以比喻的方式來形容，在尚未發展靈魂生命的人體內，這些「蓮花」均呈現暗色，顯得死寂又冷漠。另一方面，洞見之人的蓮花則顯得生意盎然，閃耀著豐富的色澤。靈媒身上也有類似現象，但還是有些許差異，我們不在此多加討論。

當秘修學徒展開鍛鍊時，首先會見到蓮花的光芒逐漸明亮，稍後並開始旋轉。當這個現象發生時，便表示此人開始具有洞察力[9]。這些「花朵」代表著靈魂的感覺器官，花朵旋轉則代表已經能夠感知到超感官國度。在我們以此方式發展出星界感官前，都無法看見超感官事物。

位於喉頭附近的靈性器官（喉輪），使我們能夠洞察其他靈魂機體的思維方式，也得以更深入了解自然現象的真實法則；位於心臟部位的靈性器官（心輪），則能使我們

9 先前所述對於「顏色」的感知，同樣也適用於此處所說對蓮花以及「旋轉」的知覺。

洞察其他靈魂的心性與個性，發展出這項靈性器官的人，也能識清動植物的深層力量；透過腹腔神經叢附近的靈性器官（胃輪），能洞見其他靈魂的能力與天賦，並看見動物、植物、礦物、金屬與大氣現象在大自然中所扮演的角色。

喉輪具有十六瓣「花瓣」或「輻條」形體，心輪具有十二瓣，胃輪則具有十瓣。這些靈性器官的發展關係與特定的靈性活動有關，以特定方式實踐這類活動之人，有助於靈性器官的發展。

喉輪的靈性修練

在喉頭附近的「十六瓣蓮花」中，有八瓣花瓣在久遠的過去、早期演化階段就已經成形，我們對這些花瓣的形成無法提供助力。而其實，我們在人類意識仍然朦朧晦暗時，就已經獲得了這八瓣花瓣，且花瓣當時就已經開始活躍，也已然展開對應於意識朦朧狀態的靈性活動。

然而，隨著人的意識增強，這些蓮花瓣隨後逐漸失去光芒，也停止了活動。但是，我們能透過有意識的鍛鍊，來形成另外八瓣花瓣，藉此讓整朵蓮花再次散發光明、生動活躍。

特定能力的獲得，正是仰賴這十六瓣蓮花瓣的個別發展。但就如先前所述，我們只能有意識地去發展其中八瓣花瓣，另外八瓣花瓣，只能靠其自然形成。

我們可以透過下述的方法塑造出十六瓣蓮花，亦即將心神專注於以往並未留心過的八項靈魂作用上。

第一項靈魂作用是關於獲得想法或心理印象的方法

一般而言，我們通常是隨順機緣，在偶然中看見或聽見某種事物，並以此為基礎，進而形成觀念。只要我們一直如此行事，這朵十六瓣蓮花就會一直了無生氣。但是，一旦我們開始自我訓練，蓮花就會變得活躍起來。

所謂的訓練，是指專注於自己的念頭或心理的表現。每一個念想都必須對自己有意義，我們要開始看見每幅意象或念頭所要傳達，關於外在世界的特定訊息，而不再滿足於對外在世界不具有意義的念頭上。我們必須引導自己的概念生活成為外在世界的真實反映，同時也應盡力消除靈魂中所有錯誤的念頭。

第二項靈魂作用是關於如何做出決定

無論任何決定，即便是最微不足道的決定，都應該經過深思熟慮。我們應該排除靈魂中所有輕率且無意義的行為，而且要先審慎思量過再採取行動。只要是沒有合理動機的舉動，我們都得加以克制。

第三項靈魂作用是關於言談

當我們成為秘修學徒，隻字片語都存在著本質與意義。為講話而開口的舉動，會使我們偏離正軌。所以，我們必須避免與眾人爭先恐後地開口，或主題紊亂的庸俗交談，但這不表示我們應該停止與眾人互動。

恰恰相反，我們必須透過與他人的互動學習，讓自己的言談富有意義。我們應該隨時準備回應與答覆他人，只不過前提是，必須先對當下議題徹底思考後再行開口。如果沒有正當理由，就不該無端發言，而且言談內容要恰到好處，不多也不少。

第四項靈魂作用關於外在行為的條理

作為秘修學徒的我們，應該試著調整自己的外務，以便能夠配合他人的事物與周遭的事件。

我們應該避開任何會干擾他人、或是與身旁處境相違背的行為，並須盡力引導自身的活動，使其和諧地融入到環境與生活處境中。

當某種境況迫使我們採取行動時，就應該審慎評估如何做出最適切的回應。而在自發性地採取行動時，也應該盡可能地衡量，自己的意圖可能會帶來什麼後果？

第五項靈魂作用是管理並組織整體生命

秘修學徒必須努力尋求如何跟大自然與靈性和諧共存，不能操之過急，也不能過於懶散。躁進與散漫對我們而言是同等的危害，我們應該將生命本身當作是一種工作方法來整頓，不但應該照料自己的健康，也要調整興趣，藉此創造出和諧的生命。

第六項靈魂作用關於人類所付出的努力

秘修學徒必須評估自己的天賦與能力，並以此自覺性地採取行動。我們不該嘗試超過自身能力所及的事物，但也必須盡力完成自身能力所能及之事。同時，我們應懷抱關係著人類偉大理想與義務的志向，不該輕率地只把自己視為巨大人類機器當中的小齒輪，而應該試著了解自身的職責所在，並學習探究日常工作背後的意義。因此，我們應該隨時讓自己的職責表現臻於完美。

第七項靈魂作用是關於盡可能向生命學習

秘修學徒在生命中所迎來的一切都提供了機會，使我們能汲取對未來有用的經驗，而錯誤與缺憾將成為誘因，使我們下次遇到相同處境時，可以更正確、更完美地應對。

以此方式，我們能藉由觀察他人來學習。也就是說，我們應該試著像在挖寶一樣，隨時從豐富的經驗寶藏中挖取前車之鑑。不過，在我們採取行動之前，必須回顧對我們的決定與行為有所助益的經驗。

第八項靈魂作用是秘修學徒應定期審視內心

我們必須進入自我深處，溫柔地與自己商談、形塑及檢驗生命的基本原則、在心中反思所知、權衡自身義務，並思量生命的意義與目的何在。上述內容皆已於稍早章節中論述，這裡僅是再次總結，以闡明其與十六瓣蓮花之間的關連。

實踐這些行為，能使我們的靈感蓮花圓滿綻放，因為洞察力的發展必須靠這些鍛鍊來養成。例如，當我們的想法與言語跟外在世界的事件越能達到和諧，也就能越快修得這種天賦。相反的，當我們思考或說出不真實的事物來時，就會摧毀十六瓣蓮花的一部分花蕾。就這點來說，**真實、真摯與坦率能夠帶來助力，而欺瞞、虛假與偽善則會帶來毀滅**。

在秘修的路上，我們必須意識到哪些事情並非出於「善意」，但我們卻遂行不諱。如果我思考或說出違背事實的話語，無論我自認為意圖多麼良善，都會破壞我靈性器官的一部分，就好比孩童將手伸入火中，即便只是出於無知，仍然會因此而燒傷。

總而言之，若我們以本書所說的方式，來引導這些靈魂作用，十六瓣蓮花將閃耀出亮麗色彩，並依其固有規律開始轉動。

但是仍必須注意，只有在靈魂發展精進至一定程度後，「洞見」的能力才會顯現。在我們仍需付出心力，以此方向引導生命時，洞見的天賦還無法顯現，因為如果我們還需要刻意專注在這些行為上，那便是代表我們尚未準備俱全。只有在這樣的生活方式儼然成為我們的習性，洞察力的最初徵兆才會出現。至此階段，我們就算不再使勁鞭策自己依循新的生活之道，也能自然且毫不費力地實踐。

當然，還有其他更輕鬆的方法能孕育這朵十六瓣蓮花，但真正的靈性科學並不接納這些方法，因為那些方法都將導致身體健康的破滅與道德淪喪。在此提供的指導或許需要諸多時間與心力，但必定能使我們安然達成目標，並同時強化我們的道德生命。

如果靈感蓮花發展出扭曲的形體，可能會帶來特定形態的洞察能力，但在此狀態下所得的眼界，不僅受幻象與荒誕的念想所矇蔽，更會使日常生活發生偏差與動盪。在如此曲變的發展下，即使一個人原本沒有這些性格，也有可能會變得恐懼、忌妒、自負、傲慢又固執。

誠如上述，十六瓣蓮花中的八瓣花瓣遠在早先就已經形成，並且隨著秘修訓練再次綻放。因此，學徒必須專注於發展另外八瓣花瓣。

在秘修訓練的途徑中，早先形成的花瓣很容易就顯現出來，但需要費心培養的其他花瓣，卻往往遲遲未能成形，尤其在訓練中無法充分專注於邏輯性的清晰思考時，更可能如此。所以對於秘修學徒來說，知覺敏銳，致力於清晰的思考，這點是相當重要的。

另一項重點是培養條理清晰的言談。當我們開始擁有超感官的最初跡象時，會忍不住想大肆論述，但這只會阻礙我們的發展。所以，直到我們確實獲得一定程度的清晰思緒之前，談論得越少越好。

在展開訓練初期，我們或許會感到訝異，為什麼靈修有成之人對我們的體驗這麼不感「興趣」？

確實如此，而且最好的方式是閉口不提自身的經驗，只談自己實踐或依循指導的過程是否順利。而經驗豐富的靈修者，撇開學徒自身的感想，還能透過其他諸多根據，來評估學徒的進展。

此外，如果談論自身體驗，將在一定程度上，使我們正在培養的八瓣花瓣變得生硬，但正常的花瓣應該柔軟又嬌嫩才是。

為了清楚說明，在此不以超感官生命為例，而舉日常生活來當例子。假設我聽見某則新聞後，立即提出自己的批判，不久後又獲得進一步資訊，但卻與先前的第一手消息相互矛盾，因此，我就必須修正自己的看法。然而，這種結果對我的十六瓣蓮花便會有不利影響。

如果一開始我能克制批判的欲望，並且直到獲得穩固的立論基礎前，在思維與言語上都保持靜默，事情的發展就會導向全然不同的結果。

秘修學徒必須逐漸養成如此得體、精確又周全的立論習慣，於此同時，我們對於各種印象與經驗的敏銳度也將獲得提升。

我們應該讓印象與經驗靜悄悄地流過心中，盡可能地建立許多立論時的參考基準。假如我們能依此方式謹言慎行，蓮花瓣上便會出現藍紅色與玫瑰紅般的色調，否則便會帶有深紅色與橙色的光彩。

心輪的靈性修練

靠近心臟的十二瓣蓮花，形成方式類似於先前的十六瓣蓮花[10]，其中半數花瓣同樣在人類過去的演化階段就已經成形。因此，我們不需要發展出這六片花瓣，它們會自行顯現，並且在我們孕育另外六片花瓣時開始旋轉。為了確保花瓣成形，我們必須刻意將特定靈性活動引導至特定方向。

我們必須了解，由不同靈性或靈魂器官所提供的感知力，在本質上彼此不同，因此十二瓣蓮花所傳達的感知力與十六瓣蓮花也不一樣。十六瓣蓮花感知的是形體，亦即能察覺其他靈魂的思維方式，以及大自然現象所揭露的法則。

所謂的形體，並非死板又了無生氣，而是多變又生意盎然。發展出這項感覺器官的

10 精熟於這項主旨的人會發現，十六瓣蓮花的培養條件與佛陀教導門徒循「道」而行的指引相符。然而，在此並非要宣揚佛教，重點是在描述源自於靈性科學的發展條件。靈修法則與佛陀的教示相符，並未減低其本身的真實性。

洞見之人，對於各種思維方式與自然法則，都能描繪出思維或法則本身所表現的特定外形。例如，滿懷報復心的想法，便具有箭頭與鋸齒狀的外形，而慈悲寬容的想法，則形似盛開的花朵。堅定又有意義的想法，外形結構對稱又規律，而含糊不清的思想，輪廓則呈現蜷曲起伏的波浪形。

十二瓣蓮花則帶來截然不同的感知力，可以粗略用靈魂的溫暖與冷冽感受來描繪。擁有這項感覺器官的洞見者，能感受到一股靈魂的暖流或冷流從十六瓣蓮花所感知的形體中流出。

換言之，只修得十六瓣蓮花但尚未開發十二瓣蓮花的人，對於慈悲的念想，只能洞見它的形體；如果是同時擁有兩種感覺器官的人，則除了洞見形體之外，也能感知一股靈魂的暖流從如此念想中涓涓流出。

秘修過程中，靈性感覺器官並非彼此獨立形成，而是共同發展，先前的例子，只是為了清楚說明而提供的假設。

發展出十二瓣蓮花，讓我們對於大自然的現象能獲得深刻的理解。成長與成熟中的萬物會發散出靈魂的暖流，而邁向死亡、毀滅與凋零的萬物，則帶有靈魂的冷流。

孕育十二瓣蓮花的方法如下。

首先，專注於引導想法的先後次序，即練習所謂的「念想控制」

這就好比思考真實又有意義的想法，能培育出十六瓣蓮花，而向內控制思維過程，則能塑造出十二瓣蓮花。與出於邏輯並富有意義的想法不同，如同鬼火般接連閃過的念頭，會扭曲並毀傷這朵蓮花的形體。當前仆後繼的念頭越符合邏輯，而且我們越努力避開不合理的思維時，這項靈性器官就越容易發展出美妙的形體。

所以，每當聽見符合邏輯的念頭，就應該立刻讓正確的想法流經內心。但假如我們發現身處於貌似不合邏輯的環境，也不該為了精進自己的修為而轉身離開。同樣的，我們也不該衝動地想立即糾正身旁不合邏輯的事物，而是靜靜地將迎面而來的想法，引導至符合邏輯與富有意義的方向上，而我們要隨時努力維持自身思維中的邏輯方向。

第二，必須使自己的行為也符合同樣的邏輯，亦即練習所謂的「行為控制」

我們的行為如果有任何不安定、不和諧的成分，都會傷害十二瓣蓮花的形成。因此，我們的一舉一動都應該符合其先後邏輯，假如我們今天的行為準則與昨天不一致，則將永遠無法孕育出這朵蓮花。

第三，必須培養堅忍不拔的毅力

只要我們認為自己設立的目標正確、有價值，就永遠不該因為任何外在影響力而半途放棄。我們應該將阻礙視為必須克服的挑戰，而不是成為讓人放棄的理由。

第四，必須鍛鍊對其他人事物的寬容（或忍耐力）

我們應該克制自己，不對任何缺陷、罪惡與惡毒作出不必要的批判，並且試圖理解自己所遇見的一切。就像太陽不會吝於照亮惡事與邪惡一般，我們也不該拒絕對任何人的理解與同情。當遭遇逆境時，也不該沉浸於負面批評中，而應該接納無可避免的命運，並盡力扭轉乾坤。同樣的，我們不能僅從自我的觀點，來看待他人的想法，應該試著設身處地來思考才是。

第五，必須對生命中的所有現象，抱持開放與中立的態度

這種態度有時也稱為信念或信任。我們要學習對所有人與所有生命抱以信任，而這股信任或信心，必將啟發我們的各種行為。因此，我們永遠不該如此回應他人的話：「我才不相信，因為這跟我的想法相互矛盾。」

一旦面對新的遭遇，反而應該隨時願意檢驗自己的想法與觀點，並且在必要的時候加以修正，也必須隨時準備接納新的事物，並相信所承擔的一切都有所助益。所有的懷疑與膽怯都該從心中抹去。

如果我們懷有目標，必當對目標所帶來力量抱持信念，即使遭遇千百次的挫敗，也不能從我們身上剝奪這份信念，這就是「足以移山的信念」。

第六，必須在生命中達到一定程度的平衡（或平靜）

身為秘修學徒，無論遭遇歡喜或悲傷，都要試圖維持內在情感的和諧，避免讓情緒「大起大落」，並隨時準備面對不幸或危機，且隨時都不會拒絕歡喜與幸福的降臨。

精熟靈性科學文獻的讀者會發現，這六種特質正是尋求啟蒙之人所必須修得的「六大屬性」（six attributes），由於與體現為十二瓣蓮花的感覺器官發展息息相關，所以在此提及。

秘修訓練或許有其他特殊途徑能使這朵蓮花早日綻放，但同樣的，要讓這項靈性感覺器官妥善發展，必須仰賴上述特質或屬性的發展。如果我們疏於培養這些特質，那麼這朵蓮花也將長得扭曲古怪，儘管過程中或許能發展出一部分的洞察力，但這六大屬性的任一者發生曲變，都將帶來有害無利的後果，我們可能變得沒有耐心、易於恐懼，並會以負面觀點來看待周遭事物。

例如，我們可能對他人的靈魂情感或心理狀態變得極為敏感，因而閃避或厭惡他人；更甚者，每當我們聽見與自己想法相左的意見，內心就會變得冷漠，以至於無法傾聽他人或與之針鋒相對。

除了上述精修的實踐之外，如果也能採行僅能由導師傳授給學徒的某些特定要領，必定能加速這朵蓮花的發展。但儘管如此，光是透過在此所提供的指引，已經能確實領會這是真正的秘修訓練。依循這等路線組織生命條理，對於無法或不願採行秘修之人，也同樣有所助益。而無論何種情況下，具體實踐此道，都能對我們的靈魂機體造成影響，頂多是需要較長時間，但對秘修學徒來說，遵循這些基本規範，顯然是不可或缺的功課。

如果試圖在不遵循此等方針的情況下進行靈修，將可能帶著有缺陷的靈性之眼進入高等境界。如此，不但無法看清真相，反而會受到欺瞞，被幻象所矇騙，我們或許能將洞察力發展至一定程度，卻必然會變得比以往更加盲目。另外，在展開秘修鍛鍊之前，我們至少能在感官世界中站穩腳步，並找到立足點。而現在，也許能洞察背後的真理，卻由於無法在高等境界中取得穩固的立足之地，反而會在此迷失了自我，這可能讓我們失去辨別真相與假象的能力，因而喪失了生命的方向感。

耐心的必要性由此可見一斑。我們必須隨時謹記，靈性科學所指引的方向，是使我們願意透過和諧的方式，潛心孕育這些蓮花。如果蓮花未能以妥切的型態綻放，帶給我們的視野，也將會產生歪曲不變。

因此，雖然靈性科學所提供的實踐法則能使蓮花成熟，但花朵的形體尚必須仰賴上述的生活規範來培育。

胃輪的靈性修練

要孕育腹腔神經叢附近的十瓣蓮花，需要培養特別微妙又細緻的靈性關懷。我們在此要學習有意識地控制並主宰感官印象，這點對洞察力的早期發展尤其重要。只有透過學會控制與主宰感官印象，我們才能避開無數幻象與反覆無常的靈魂假象。

一般來說，我們並不了解想法與記憶事件是受到什麼所控制？又是從何而來？但請試著想像一下：

我們正在行進的火車上，沉浸在自己的想法當中，但思緒卻突然間轉向他處，想起了許多年前所發生的事情。我們的念頭摻進當下的思緒中，並未注意到我們的視線已然穿過車窗，落在某個人身上，對方的長相正貌似這段回憶當中的舊人。

我們往往未能意識到眼前的景象，只察覺了因此對我們所造成的影響，所以認為這段往事的回憶，都是「自己浮現」的。

生命中有多少遭遇是由此而來！我們曾見過或察覺過的許多事情，都在我們未意識到關連的情況下，悄悄鑽進了生活之中。舉例來說，你或許不喜歡某個顏色，但不知道原因何在？但你可能忘了多年前曾經處罰過自己的老師，總是習慣穿著這種顏色的大衣。無數的幻象，其實都來自這種關連。

許多事物烙印在我們靈魂中的當下，但未進入我們的意識之中，就像我們在報紙上看見某位名人過世，並認為（堅持）我們在前一天就對這項死訊有所「預感」，而且我們均未曾看見或聽見足以塑造這種想法的消息。確實，這位名人可能過世的念頭，從昨天起就開始縈繞在我們心裡，而且看似毫無來由。因為在此念頭形成前的幾個小時，我們來到某位友人家中，桌上正擺著一份報紙，但我們並未拿起報紙閱讀，只不過視線在無意識間掃過頭條新聞，標題正好寫著此人的情況危急，而我們並未察覺這番印象，但所帶來的影響，卻成了我們的「預感」。

藉由這個例子，可以清楚地了解，無意識的互動關係，是假象與幻覺的源頭。但是，十瓣蓮花的發展，卻要求我們要阻擋虛幻的源頭。

這朵蓮花使我們能夠感知內心深藏的靈魂特質，但只有在徹底擺脫假象時，才能相信感知到的真相。為了達到此一境界，我們必須掌握會對自己造成影響的外界事物，直到有能力斷絕所不想接收的印象。

只有健全的內在生命，才能發展這項能力，使其確實在我們的意念中紮根，並成為本能，藉此，只有投以強烈意念的事物，才能對我們產生影響。換言之，只要是不曾關注過的印象，都無法影響我們，眼前所見的必然是想見的事物，未曾念想過的事物，根本就不存在。對此，我們的內在靈魂越是熱烈、積極地投入鍛鍊，就越容易成功。

秘修學徒必須避免無心的凝望與傾聽。對我們來說，只有張開耳目傾心專注的事物才會存在。所以我們要練習，無論身旁多麼喧囂，凡是不想聽的、不想見的，都不會進入我們的耳目之中，好似身穿了件靈魂盔甲，將所有無意識的印象隔絕在外。

為此，我們必須將專注力轉移到思想生命上。

舉例來說，我們必得選擇特定的想法、完全專注思考在這個想法上，並使自己帶著全然的意識與自由意念融入其中，假如有任何其他的念頭飛來，就將其阻擋在思維之外；而如果我們串起下一個想法，也必當仔細端詳其源頭何在。但這只是個開端。

又假如我們對某項事物特別感到厭惡，必定要對抗這種感受，並試圖對這項事物建立起有意識的應對模式。透過如此鍛鍊，干擾我們靈性生命的無意識念想會越來越少。

這種嚴格的自我鍛鍊，是塑造十瓣蓮花真實形態的唯一方法。如果我們希望依循這條高等知識之路，成為真正的秘修學徒，我們的靈性生命就必須成為在專注狀態下所體現的生命。我們必須了解，如何隔離自己不想要或不該多想的念頭。

如果我們在靈性科學所給予的指引下，將這種自我鍛鍊與靈性科學所教示的冥思訓練相互結合，位於腹腔神經叢的靈感蓮花，必將以美妙的形態成熟綻放。

靈性感覺器官原先只感知到形狀與暖流的事物，如今將蘊含靈性的光芒與色彩。其他靈魂的天賦與能力，以及大自然所蘊藏的力量與特質，就此將顯露在眼前，我們會開始看見生物的彩色氣場，周遭萬物的靈性特質也將一覽無遺。

坦白說，鍛鍊這項靈性器官時需要特別謹慎與專注，因為無意識的記憶在此特別活躍。若非如此，許多人都將擁有這種靈性器官，因為當我們控制自我感官印象的力量，強大到足以主宰印象時，靈性器官自當立即顯現。畢竟，只有身體感官的力量，才能使內在的靈性器官變得木訥、遲鈍、無能。

臍輪的靈性修練

位於身體中心的六瓣蓮花，相較之下最難培養。

想要塑造六瓣蓮花的形體，我們必須在身體、靈魂與靈性皆達到完美的和諧境界，藉此透過自我意識來完全掌握自己。

身體的活動、靈魂的情欲與意向，以及靈性的想法與念頭，都必須彼此完美地同調。緣此，我們應該使肉身變得純淨又尊貴，讓我們不再受身體器官所強迫，以致做出無利於靈魂與靈性的行為。身體不該鼓動與純淨、崇高的思維相互矛盾的靈魂欲望與情欲；靈性也不該像對待奴隸那樣，將責任與戒律強加在靈魂之上。相反的，靈魂應該出於自由意向，來依循這些義務與法則。

身為學徒，我們不該將責任視為強加的桎梏；而是出於心中的愛，才來履行職責。這意味著，靈魂必須不受拘束，並且在感官與精神之間達成完美的均衡。因此，我們必須精進到如下的程度：**能夠順服於自己的感官特質，因為它已純淨得不再使我們沉淪其中；我們也不再需要壓抑自己的熱情，因為它已沿著正確的軌跡燃起**。的確，只要我們仍然需要自我壓抑，在秘修的路上就依然存在著瓶頸，而強迫自己修來的美德，毫無價值可言。

只要我們還存有渴望，即使我們嘗試著不屈服於渴望之下，但仍然會影響我們的修行，不論這些欲望是來自身體或靈魂，都沒有差別。例如，如果我們為了淨化自己，而捨棄某種刺激所帶來的愉悅，這樣的作法，只有在身體不會因而覺得不適的情況下，才對我們有利，否則就代表身體仍然渴望刺激，因此，純粹的戒斷並沒有用。

在此情況下，我們或許必須停下腳步，直到換上更有利的身體條件為止——也許是來世。就此處境來說，相較於在現存狀況下，為了無法達成的目標而徒勞不休，也許打退堂鼓更算得上是明智的抉擇。也就是說，出於理性的放棄對靈性的發展來說，總好過一意孤行地鑽進死胡同。

六瓣蓮花的發展，能夠使我們與高等境界的生命建立起聯繫，但僅限於能在靈性世界顯現。在秘修訓練中，只有在靈性能躍升至更高境界時，才會建議培養這朵蓮花。而要進入真實的靈性世界，則與這朵蓮花的發展密不可分，否則困惑與幻變將隨之而來，使我們即使能看得見，也還是缺少正確判斷眼前事物的能力。

當然，發展六瓣蓮花的條件，本身就能夠抵禦困惑與幻變，因為一旦我們在感官（身）、情欲（靈）與思想（心）中取得完美平衡，必然不再容易感到困惑。然而，在孕育出六瓣蓮花後，當我們開始感知到來自不同境界的獨特機體時，這些能力尚且不足以應付使用。靈感蓮花的發展並不足以在這等境界裡帶來自信與把握，我們必須擁有更高層的靈性器官。

但在繼續探討其他靈感蓮花與「靈魂體」（soul body）[11]的進一步架構前，先來談談這些更高層的靈性器官。

乙太體與深層語言

「靈魂體」的發展使我們得以感知超感官現象，但假如我們要尋找在此境界中穿梭的途徑，就不能停滯在此發展階段。

單單使靈感蓮花得以運轉還不夠，我們還必須能透過自我意志與意識，來調控靈性器官的運作，否則將受到外在力量與能力所操弄。為了避免這一點，我們必須要能聽見所謂的「深層語言」（inner word），所以我們不只要發展靈魂體，還需要發展「乙太

11 如同靈性科學的其他詞彙，「靈魂體」在字面上顯然也呈現矛盾。儘管如此，由於此處所洞察的靈性知覺與物質界的身體相仿，故仍然沿用此詞彙表達。

體」（ether body）。**乙太體是透過洞察力所感知到的微薄形體，宛如肉身的複製體，可以說是處於肉身與靈魂體的中間狀態**[12]。假如我們擁有洞察的天賦，便可以有意識地「觀視到」某個人的形體站在我們眼前，這點與專注力的鍛鍊方式基本上相同，只不過位於更高層次。

就像將心思從周圍事物上移開般，這些事物對我們來說已不再存在，而具有洞察力的人，便可以將肉身從自己的感知中完全抹去，肉身就此變得透明。當洞見之人將眼前某人的肉身抹去後，靈性之眼所見，即是所謂的乙太體與靈魂體，而靈魂體比肉身與乙太體還大，並且能夠穿透兩者。

乙太體的大小跟形狀與肉身相似，所以占據的空間也大約與肉身相同，並具有極其微妙且又條理精細的結構[13]。乙太體的顏色並不存在於彩虹的七色之中。當我們得以觀視乙太體時，便能看見其不存在視覺感官中的顏色，嚴格說起來，這種顏色接近於初綻

12 可參照《神智學》一書中的描述。

13 我必須請物理學家不要拘泥於「乙太體」一詞，「乙太」僅是用來表達形體在此的微妙狀態，與物理學假說中的「乙太」沒有直接關連。

的桃花。當然，為了單純觀察乙太體，必須透過與先前所述相似的專注力訓練，將靈魂體從我們的感知中消除，否則由於靈魂體能夠穿透其中，乙太體的樣貌便會因靈魂體而有所改變。

人類乙太體中的微小粒子不斷朝向四面八方流動，這種粒子流能維持並調節生命。因此，所有生物機體都具有對應的乙太體，且不只動植物具有乙太體，專注的觀察者甚至能看見礦物中的乙太體。

如果未經過秘修訓練，這些粒子流的動向將完全獨立於意志與意識之外，就像心臟或胃部的運動與我們的意志無關。所以，假如我們不潛心修行，並開始鍛鍊超感官能力，乙太體與我們將永遠各自獨立。緣此，進一步的秘修發展，是在獨立於意識之外的乙太體流動中，摻入我們刻意產生的粒子流動。

當秘修鍛鍊達到使靈感蓮花開始旋轉（或移動）的階段，我們便能具備在乙太體中產生特定流動的能力。**如今我們修行的目標，是在心臟附近形成某種中心點，因為粒子流動正是源於心臟，並以多樣化的靈性色彩與形狀向外延伸**。實際上，所謂的中心當然不是一個「點」，而是相當複雜的形體，是一種奇妙的靈性器官，散發出多采多姿的靈性色彩，並表現出規律又快速變化的外形。

不同形態的色彩流束，由此中央器官發散至身體其他部位，甚至遠及其他層面，並穿透、照亮整個靈魂體。

然而，最重要的流束會流向靈感蓮花，滲透每一片花瓣，並調節蓮花的轉動，隨後由花瓣的末端流瀉而出，逸散至周遭的空間中。當一個人越是精進，逸散流束所涵蓋的範圍也就越大。

十二瓣蓮花（心輪）與上述的中心點關連密切，所有粒子流都會直接流過這一「點」。由此，一部分粒子從其中一側流向十六瓣（喉輪）及雙瓣（眉心輪）蓮花，另一側的粒子則向下流向十瓣（胃輪）、六瓣（臍輪）及四瓣（海底輪）蓮花。由於如此的流向，所以秘修訓練特別注重十二瓣蓮花的發展，假如其中有任何差池，整體系統的發展便會失序。

我們由此可以了解，秘修訓練是多麼微妙又細膩之事，也能明白，如果要使一切朝正確的方向發展，修行過程必須要相當的精確，這也是為何只有親身體驗過之人，才能對於超感官能力的培養提供指引，因為在此前提下，導師才知道自己提供的教示，是否能帶來正確的成果。

當我們依循此處所提供的指引，將使乙太體中的粒子流動與我們所在世界中律法及演化進程和諧共融。基於此原因，秘修訓練的指引，正好反映出世界的演化法則，也容納在本書所提及的冥思、專注，與其他相似的訓練中，只要經過適切地施行，便能帶來先前所提及的效果。

創造暫時的流動中心

秘修學徒應該撥出一些時間空檔，使靈魂沉浸在這些鍛鍊之中，並藉此加以內化。我們從簡單的訓練開始，特別是讓推理與理解能力強化並靈性化的課題，這將使我們不受感官印象與經驗所影響，能毫無拘束地獨立思考。我們將思維集中在一點上，這也讓我們能有全然的掌控力。

在此過程中，能為乙太體的流動創造出暫時的中心。換言之，**起初的中心點並不在心臟附近，而是在頭部，而洞見之人能夠感知其成為前述乙太活動的起始點**。

只有透過在頭部形成暫時中心所展開的秘修訓練能徹底成功。如果我們一開始便創造出心臟附近的中心，雖然能在洞見的初期就得以一窺高等境界，但我們將無法真正洞察高等境界與物質感官世界之間的關連。然而，對處於世界當前演化階段的人類來說，了解其中的關連至關重要。所以，身為洞見者，絕不能變成空妄之徒，必須隨時保持腳踏實地。

一旦頭部的暫時中心趨於穩定，並透過進一步的專注鍛鍊，將其向下轉移至喉頭附近，則乙太體的運作與流動將由此向外延伸，照亮我們周圍的靈魂空間。

更深入的實踐鍛鍊，將使我們能夠自己決定乙太體的位置。在展開秘修訓練前，乙太體的位置取決於來自外界及肉身的力量。不過，在修行獲得長足進展後，便可利用流動方向與雙手略成平行、中心位於眼睛附近那朵雙瓣蓮花（眉心輪）的粒子流，將乙太體朝任何方向轉移。之所以辦得到，是因為來自喉頭的粒子沿著圓形路徑流動，而一部分正好流經雙瓣蓮花，並以波浪形流束繼續沿著雙手流動。

這些粒子流隨後分歧成極細微的支流，類似某種網狀結構，從而在乙太體的邊界形成膜狀網路。在我們開始鍛鍊之前，乙太體呈現開放結構，來自宇宙生命之海的流動，不受阻礙地直接流進流出。如今，所有來自外界的影響都必須通過這層棉薄的網狀表面，我們因此能察覺並感知到外來的流動。

至此，該為心臟附近複雜的流動系統塑造出中心了，這須透過持續進行專注與靜心冥思的鍛鍊來達成。

同時，此刻也代表我們已精進到能夠接收「深層語言」的階段。從今往後，萬物對我們而言都有了嶄新的感覺與意義，我們開始能夠透過靈性之耳，來傾聽萬物訴說他們最深層的、真正的本質。

正是先前所提到的粒子流動，使我們能觸及所屬宇宙中的深層生命，也開始與身旁的生命相互交流，並在靈感蓮花的運作中引起迴響。

藉此，我們進入了靈性的世界，得以透過全新的方式來理解偉大人類導師的話語。例如，佛陀佈道或是基督教福音，都可以為我們帶來嶄新的啟發，賦予我們未曾想像過的喜樂，因為祂們的語律與我們在心中所形成的節拍與韻調和諧共振，我們因此能直接明白，像佛陀或福音書作者這般存在，透過聲音所宣揚的，並不是其自身的體悟，而是從萬物最深層本質中所流向祂們的真理。

在此我要提出一件事，這只有在對乙太體有所認識的情況下才能明白。現今許多受過教育之人，在佛陀所揭示的教誨中，發現有許多重複再三的部分難以理解。不過，一旦我們踏上秘修之路，就可以學會樂於透過內在感官沉浸在這些重複的道理中。

這是因為，這些重複之語對應著乙太體中的特定韻調，而當我們以全然的內在平靜順從悉聽時，內在節拍也會與之和諧共融。因此，聆聽佛陀教誨中的言語音律時，宇宙奧秘也會即時灌輸至我們的生命之中，佛陀言語音律中的節拍也會反映著宇宙的韻調，其中同樣包含著規律往返先前韻調的重複之語。

建立起內在習性的四種能力

靈性科學談到，在精進至高等知識之前的準備階段，必須先修得四種能力：

第一，在思維中分辨真相與表象（區分真理與單純的念頭）；

第二，正確評估表象的真相與現實；

第三，妥善運用先前章節所提及的六大特質（掌控想法、掌控行為、毅力、忍耐力、信念、平靜）；

第四，發自內心的自在之愛。

單純在知識上理解這些能力並沒有太多的用處，必須將其內化到靈魂之中，並且建立起內在的習性，才能有其功用。

拿第一種能力為例，也就是分辨真相與表象。我們必須訓練自己，對於所遭遇的一切，都必須養成分辨是必要或無關緊要的習慣。這番訓練要求對於看見的一切外界事物都須加以區別，而且必須抱持全然的內在平靜與耐心，時刻不得鬆懈。最後，我們的雙眼自會望向真實的一面，就像以往都只注意無關緊要的事物一樣。歌德（Goethe）曾說過這樣的真理：**「短暫的一切不過只是意象。」**這將成為我們靈魂中的信念，至於其他三種能力的培養，當然也適用同樣的訓練過程。

在靈魂習性的能力影響之下，微妙的乙太體也將有所轉變。第一種能力，也就是「分辨真相與表象」，能夠形成頭部靈感蓮花的中心，同時準備好喉頭附近的中心。然而，要確實形成這些中心，必須仰賴上述專注訓練的實踐。專注訓練可以使這些中心成形，而靈魂的四大內在習性，則可以幫助中心發展成熟。

一旦喉頭附近的中心準備妥當，第二種能力，亦即「正確評估空泛表象背後的真相」，便能使我們自由地控制、遮蔽，並形成網路狀的乙太體邊界。假如我們能習慣性評估所有事物的真相，就可以慢慢開始「看見」各種靈性現象。但我們不該存有「透過理性評估後具有重大意義的事物，才值得行動」的誤解，因為即使是最枝微末節的事物或日常雜務，對於維持宇宙的正常運作皆有其重要性。重點在於，**要意識到事物的重要性何在、不低估日常瑣事的價值，並學習正確地判斷。**

我們已經探討過習得第三種能力所要結合的六大特質（掌控想法、掌控行為、毅力、忍耐力、信念、平靜），這些都與心臟部位十二瓣蓮花的發展息息相關，且正如先前所述，我們必須將乙太體的生命流動引導至此。

第四種能力，「尋求自在（發自內心的自由之愛）」，能使靠近心臟的乙太體中心發展成熟。一旦自在的愛成為靈魂的習性，便可以擺脫「個人特質所能及」的枷鎖，不再只從特定的自我觀點看待事物。由小我所設下、使我們受困於狹隘眼界的侷限，將從此消失，靈性世界的奧秘也得以深入內在生命中。

尋求解脫，莫過於此，小我的束縛迫使我們從一己的角度來看待事物，而為了獲取高等知識，就必須擺脫自我與狹隘視野的束縛。可知，由靈性科學所汲取而來的指引，都是在琢磨最深層的人類特質。上述發展四種能力的指引正是如此，在認知靈性世界存在的各種學門中，也都可以找到相同的教示，雖然形態各異，皆不離此範疇。

各大學門的創始人並非只根據些許模糊的感受向後人傳道，而是因其身為偉大的啟蒙者，須以自身體認為基礎，進而塑成道德戒律。他們了解，此等戒律將影響人類往更良善又崇高的本性發展，所以也希望門徒能修得如此特質。

要將這等世界觀與學問付諸實行，即必須從靈性層面來完善自我，也只有如此，才能成為替宇宙服務的完整個體。

靈魂鏡像

「完善自我」絕不代表自私。既然我們是不完善的人類，對人類與世界來說也是不完善的僕從，然而，當我們越趨於完善，也就越能為全宇宙服務。「若玫瑰美妙，花園亦因而美妙」的道理，同樣也適用於人類。

偉大學門的創始人當然也是偉大的啟蒙者，其教誨流入人類靈魂中，使全世界隨著人類一同精進，他們無疑是有意識地為了人類的進化在努力。因此，如果要理解他們的教誨，必須謹記這些教誨皆是汲取自最深層的人類本質。啟蒙者是追求知識的靈知（有所自知），並依著自身的知識，塑造出人類的理想。只要在自我精進的過程中，尋求將自己提升至同樣的層次，我們便可比肩如此偉大的人類領袖。

在乙太體開始依循如前所述發展後，嶄新的生命自當展現在我們眼前。想要找到通往新生命的路，即需要在適當時刻接受秘修訓練所帶來的啟發。例如，在特定時間點，十六瓣蓮花能使我們透過靈性之眼，看見高等境界的生物與形體，但現在我們必須學習區分由物體或生物所帶來的不同形體。

首先，我們應該注意自身的想法與感受，是否會影響這些形體？影響力是大是小？

在初次見到某些形體時，假如想著「看起來真漂亮」，隨後又跟著思維心想「看起來很好用」，便會立刻使其產生改變。依據礦物或人造物體特徵所產生的形體，很容易隨著想法與感受而有所變化，根據植物所誕生的形體則比較不容易隨之變化，而源於動物者，又更難以改變。

動植物的形體既生動又活躍，其中有部分是受我們的想法與感受所影響，另一部分則來自我們無法左右的其他因素。但在形體的世界，某些形體不會受人類所影響，至少在初期是如此。透過內修研究，我們能夠判斷，這類形體並非來自礦物或人造物體，也不是源於動植物。如果要進一步剖析，就必須接著觀察來自人類情感、本能與情欲的形體，由此隨後將發現，我們的想法與感受仍然能造成細微的影響。將上述形體都排除之後，會發現仍然有些許形體完全不受我們所影響，縱使真有影響，也微乎其微。

我們在秘修鍛鍊初期所能見到的形體，確實絕大部分不太容易受影響而改變。事實上，**要了解這類形體的本質，我們必須先觀察自己，並找出有哪些形體是由我們所生，藉此了解這些形體，其實是我們本身行為與思維的表現，完全體現出我們的直覺、欲望與意圖。**

的確，這個特別的世界展現了我們的整體人格。換言之，我們發現自己有意識的想法與感受，會對於在此高等境界中非由我們所生的所有形體造成影響。不過，由我們所生的形體一旦成形，就不會再受我們所影響。

在具有高層視野的眼睛看來，人類的內在生命就像其他事物與生命一樣，會以外在形體顯現。對高等認知而言，直覺、欲望與想法的內在世界，即如同外在世界的一部分。好比我們在物質界被鏡子所環繞時，肉眼能夠從不同面向看見自己，所以我們在高等境界也能看見自己靈魂生命的鏡像。

在秘修發展的這個階段，我們已經能夠克服由狹隘小我所衍生而來的幻象，過去所認知的外在世界，僅限於對個人的感官有作用，如今我們已經能將埋藏於性格內在的事物視為外在世界，藉此，從經驗中逐漸學習如何面對自我，就如同對待周遭世界的生物一般。

如果在尚未充分了解靈性世界之前就想一探究竟，自己的靈魂影像（如前所述）也會出現在我們眼前，則不免怪誕。因為在靈性世界中，我們會看見自己的直覺與情欲以動物的形象顯現，或更罕見地以人類形體來表現。雖然靈性世界中的動物形體與現實世界不盡相同，但兩者仍然有相似之處，而練習經驗不足的人在觀察時，或許會覺得兩者雷同。

因此，當我們進入高等境界時，必須學會以不同方式來評估眼前景象。再者，與我們內在生命相關的特質不僅會外顯，還會以倒影的方式出現。就以數字為例，若眼前看起來是265，實際上卻代表562。同理，我們看見球體時，似乎是從中心望出去，所以我們必須將這番內在觀點加以轉換。

靈魂特質也會以鏡像顯現。例如，對於外在事物的欲望，其形體便會朝向心有所欲之人的方向移動。位於較低層次的情欲，可能以動物或類似動物的形象迎面前來。當然，此等熱情其實是朝外在世界而去，因為外在世界才有所尋求可帶來滿足之物，然而在鏡像之中，尋求外在滿足的意象，將表現為朝著心懷熱情之人奔襲而來。

在躍升至高等視野之前，已然透過平靜、客觀的自我觀察，了解自身特性的秘修學徒，將能獲得力量與勇氣，使其在看見自己的內在生命外顯為鏡像時，能採取適當的反應。然而，尚未充分認識自我的人，將無法認出鏡像背後的自己，更會將鏡像誤認為是不同的外來現實。又或許這番景象使他們受到驚嚇，並由於無法承受，所以自我催眠眼前景象不過是虛幻的片段，始終徒勞無功。顯然正如這兩種情況所示，當內在發展尚未成熟或尚未充分準備前就跳到此階段，可能對進一步的訓練，將造成重大阻礙。

為了進一步精進，必須通過以靈性之眼看穿自身靈魂的體驗。我們最能夠透徹理解的靈魂與靈性，非自己的內在莫屬。倘若我們在現實世界能勤奮追尋對自我人格知識的認知，便能立即在高等境界中遇見相對應的形象，藉此相互比較，並將現實的已知特質與其對應的高等現象相互聯繫，建立起穩固的比對基礎，否則即便再多的靈性生物接近，也無法對其本質與特徵有任何理解，只會覺得腳下的地面逐漸崩毀。**通往高等境界的踏實道路，建立在謹慎的自我認識與對自身特質的審慎評估之上**，這點必須一再強調。

我們在通往高等境界的路上，會先遇見靈性的影像，因為這些影像所對應的現實正埋藏於我們的內在。因此，秘修學徒的修行必須成熟到足以了解在此階段所見的並非現實，並將眼前影像視為自身精修程度的反映。

然而，我們在這般影像世界中會有新的發現。雖然低層自我只會以鏡像顯現在我們面前，但高等自我卻會以其真實樣貌顯現在鏡像之中，所以也可以在低層性格的影像中看見靈性自我的真實形體。由此，紡線將靈性自我與其他高等靈性真相交織合一。

位於眼睛部位的雙瓣蓮花，此刻就要派上用場了。一旦這朵靈感蓮花開始轉動，表示已經準備建立高等自我與高等靈性生物之間的連結，因為發自這朵蓮花的流束，將以我們能察覺其動向的方式流向高等現實。

如同光線使我們的雙眼看見實際物體一般，這些流束也將使我們能看見高等境界的靈性生物。

藉由冥思，將靈性科學中蘊含基本真理的概念加以吸收，走上內修之道的學徒，將學習啟動並引導發自雙眼間這朵靈感蓮花的流束。

邁向洞察靈性真義的境界

在此階段，特別能表現清晰及邏輯想法的訓練與健全判斷背後的價值。我們只需要記得，在此之前，那有如種子般無意識地埋藏於內在的高等自我，即將誕生為有意識的存在。所謂的誕生並非只是意象，而是以實際的知覺降臨於世：出現在靈性世界中。

初生的高等自我來到世上，必須具備所有必要器官與能力才能存活。如同大自然必須在嬰兒出生時賦予其健全成形的耳目，自我精修的法則也必須確保，高等自我誕生時能擁有其所需的能力。

高等靈性器官發展時所依據的法則，與物質世界的理性與道德法則無異。好比嬰兒在母親子宮內成熟，靈性自我也在肉身自我中成長茁壯。就像嬰兒的健康需仰賴母親子宮裡自然法則的正常運作，靈性自我的健康，也需仰賴我們對於自我生命在地球上如何運作所理解的法則。

在物質世界未能擁有健全生活與思維的人，便不可能誕生出健全的高等自我。也就是說，**與大自然及理性和諧共生，是所有正統靈修的基礎**。

如同嬰兒早在母親子宮裡時就依循大自然的力量而活，但感覺器官則要等到出生之後，才能有所知覺。

所以在肉體生命中，人類的高等自我也早已仰賴靈性世界的法則而活。也好比未出生的嬰兒，在對生命的感受或意識尚且模糊時，就開始運用其所需的力量一般，我們也能在高等自我誕生前，就開始運用靈性世界的力量。

的確，如果我們的高等自我要以完全發展的型態來到世界上，就必須運用這些力量。所以，如果認為我們在洞見靈性景象之前，都無法接受靈性科學的教誨，絕對是錯誤的。也就是說，假如不讓自己沉浸在靈性研究之中，便完全無法獲得高等知識。

倘若拒絕這麼做，就好像嬰兒拒絕透過母親的身體來運用大自然的力量，只想著要以自己本體來汲取力量一樣。這道理正如同胚胎能隱約感受到自己獲得的滋養，即便尚未成為洞見之人，也能察覺靈性科學所教示的真理。

靠著對真理的感受，以及清晰、健全、全面的批判性思維，即使未能窺見靈性的現實，我們仍然能夠理解靈性科學的教誨。

首先，我們必須研究秘傳知識的成果，藉此準備培養自己的靈性感知能力。假如尚未充分準備就想獲得靈「視」能力，這不啻等於成為具有耳目卻沒有大腦的嬰兒，縱使富有色彩與聲響的世界在面前展開，也無法與之建立起任何聯繫。

在直覺、理智，以及對於真相的感受影響之下，以往具有說服力且顯而易見的事物，都將成為在靈修或前述學徒生涯階段的直接體驗。

我們如今對於高等自我具有最直接的認識，也藉此了解高等自我與更高層次的靈性生物有所連結並共融相生。再者，我們明白低層自我同樣源於高等境界，也得知自己的高等特質將比低層特質更加永恆。因此，我們已然能夠區別短暫與永恆的自己。換言之，透過自我的視野，我們將了解高等自我化身於低層自我（或者肉身）的意義。

爾後，我們明確了解自己是高等靈性境界的一分子，我們的特質與天命都發源於此，也開始理解人類生命的法則，亦即「業力」。我們將明白，塑造出當下所存在形體的低層自我，只不過是高等自我可能發展而成的其中一個形體，也因此了解，可以從高等自我的角度來精進低層自我，藉此使自己更加完善。

從此刻起，我們已經能夠辨明不同人類個體所精修完善的程度差異，並知道有許多人比我們更加精進、到達更高深的層次，而他們的造化與行為，顯然也是由高等境界的啟發所衍生而來。

從我們首次窺見高等境界以來，就已經對這番現況瞭然於心。如今所謂「人類的偉大啟蒙者」，對我們而言，便開始有了真切的意義。

走在內修之路的學徒精修至此境界，當能獲得如下的才能：

- **洞察高等自我以及化身為低層自我背後的真義；**
- **洞察生命在物質世界中隨順靈魂所建立聯繫的業力法則；**
- **以及洞察偉大啟蒙者的存在。**

達到如此境界的學徒，將因此不再疑惑。以往他們將信念建立在理性與健全的思維之上，如今這份信念將由堅不可摧的完整知識與洞見所取代。

宗教的儀式、聖典與禮讚，賦予了高等靈性現象的外顯意象，如果未能有此體認之人，必然尚未透徹理解偉大宗教的高深意涵。

一旦能夠洞見靈性的真相，也就能了解這些外顯行為背後的重大意義，宗教儀式將進而成為我們與高等靈性世界建立起聯繫的意象。

修行到此一階段，靈修學徒可說已然蛻變新生。透過乙太體的流動，如今逐漸精熟至足以掌握更高等元素的程度，亦即掌握生命的元素，並藉此達到超脫於肉身之外的自在境界。

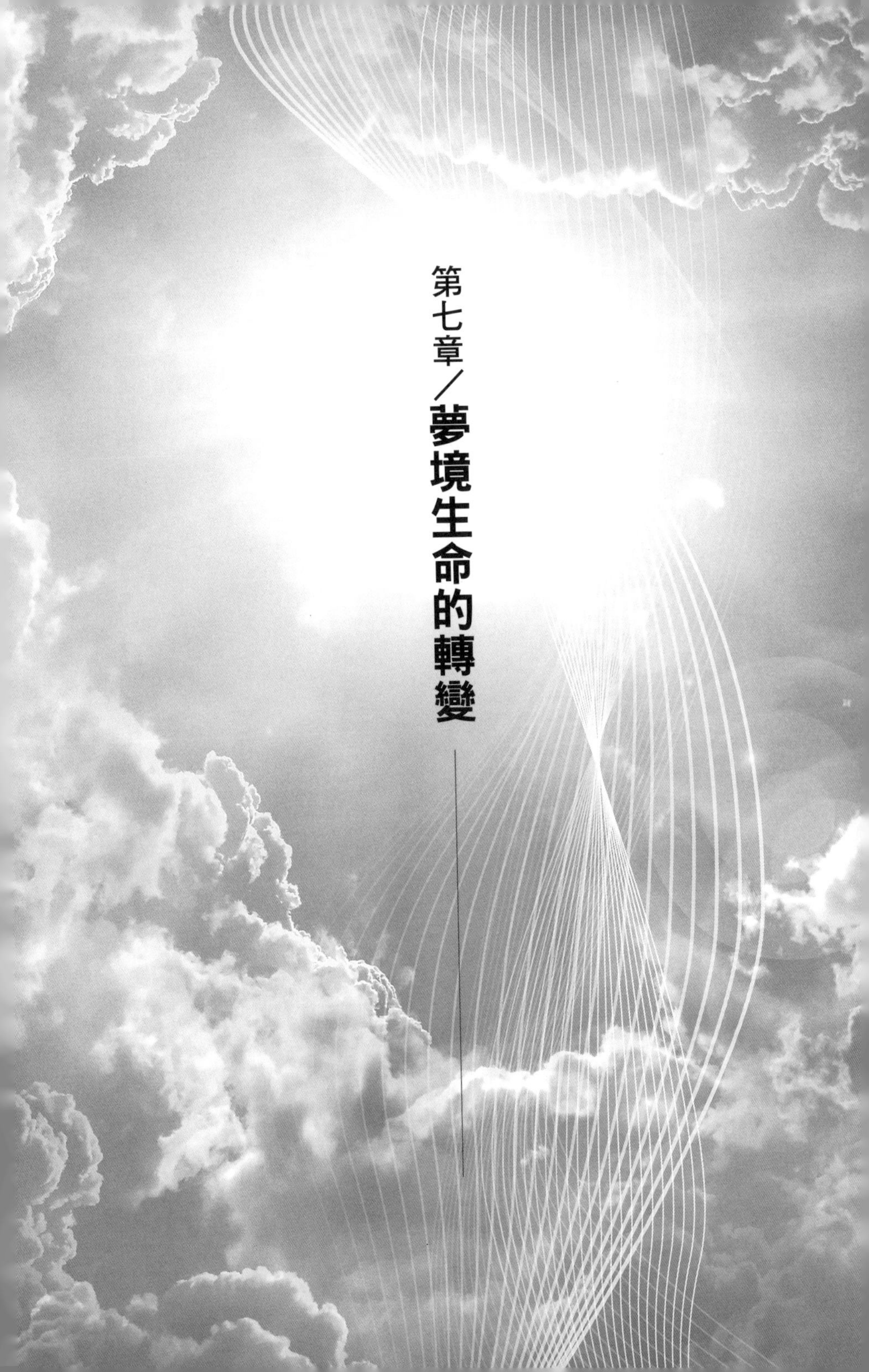

第七章／夢境生命的轉變

一旦經歷夢境生命的轉變，便意味著我們的修行已經（或即將）達到上一章所述的階段。

夢境的意識生命

過去，我們的夢境雜亂無章，如今開始出現連貫性，不同景象的轉換間變得有條理可循，如同意識清醒時的想法與概念一般。由此，我們開始觀察到夢境的法則、原由與結果。

同時，夢中的內容也會改變。原本我們的夢境會與白天的生活相呼應，或僅止於以不同方式表現周遭事物與身體狀況，但現在，將會看見來自未知世界的景象。

然而，初期的夢境整體而言沒什麼不同，也就是說，與意識清醒時相比，夢境會以象徵性的方法來呈現。只要是嚴謹的夢境研究，都能證實這種明確的象徵特性。舉例來說，我們可能夢見自己抓到可怕的怪獸，而且抓在手上的感覺令人不快，但清醒之後，卻發現自己正抓著棉被的一角。夢境表現出這般體驗，只不過是象徵性地傳達，並非原汁原味地演出。

抑或者夢見自己正驚恐地逃離尾隨者，醒來後卻發現自己是在沉睡時心悸發作。同樣的，如果我們入睡時，胃裡裝著沉重又難以消化的食物，也可能造成令人焦慮的夢境。在我們睡眠時，周遭所發生的事件可能會象徵性地反映到夢境中。鐘聲可能帶來士兵隨著鼓聲行軍的景象，又或者椅子倒下的聲音，反映在夢中，可能象徵性地成為戲劇裡的槍響。

一旦乙太體開始發展，我們所體驗到較有條理、結構清晰的夢境，仍然會保持這番象徵性的表現方式，但已不再只是反映與周遭環境或身體現象有關的事件。隨著源於現實世界的夢境越來越有規律，它們開始混雜著來自異界事物的景象。

自此開始，我們將經歷意識清醒時所未曾擁有的體驗。但我們不該認為，真正的神秘主義者在體驗過如此的夢境後，會將其視為邁入高等境界的證明。這種夢境體驗，不過是靈修至較高層次的初期徵兆罷了。

精修的進一步成果很快就會顯現，夢中的景象不再無法透過理智引導，而是如同意識清醒時的念頭與感覺一般，可以透過心智解析出條理與法則。藉此，清醒狀態與夢境意識之間的差異將逐漸消失，我們開始能在夢境中保持清醒的知覺，也開始覺得自己能夠掌握意象的表現。

當我們作夢時，正處在與身體所感覺的世界完全不同的另一個世界，但只要靈性器官尚未發展完成，就只能塑造出模糊的世界觀，在此之前，夢境樣貌只能以最稚嫩雙眼所能見的感官印象來表現。因此，一般只能在此異界中看見日常生活的景象與反映，而我們所見，正是由於靈魂將白天的感覺畫在夢境景物之中。

換言之，必須了解，除了日常生活的意識之外，我們也在此夢境異界中引導著意識的生命。我們將自身的感知或思維刻畫在另一個世界，但只有在靈感蓮花發展成熟後，才能看見這些印記。

當然，這些蓮花一直都在我們身上，不過只是尚未成熟的枝莖，如此狀態的蓮花所帶來的印象過於微弱，所以我們在清醒時並沒有知覺。就如同星光與強烈的日光相較之下太過微弱，所以在白天無法看見星辰；同理，身體感官所帶來的強大印象，也會凌駕於靈性世界的微弱印象。

當我們在睡眠時關上外在感官的大門，靈性世界的印象便恣意浮現，因此使我們可察覺另一個世界的體驗，也就是作夢。起初，這等體驗當然僅限於感覺意識所烙印在靈性世界的影像。只有透過孕育靈感蓮花，才能夠將不屬於現實世界的景象也刻畫在夢境之中。也只有在乙太體的發展下，我們才得以完整感受到由不同世界所刻下的印記。

於是，與新世界的聯繫與溝通就此展開。

成為漫遊者

我們如今必須利用秘修訓練的指引達成兩項任務。**首先，我們要盡可能有意識地觀察夢境中所見事物，就像清醒時注目眼前事物那般。其次，當我們掌握到這項能力時，就必須將觀察夢境的意識帶入平日的清醒狀態中**。也就是說，我們要將靈性印象的專注力鍛鍊純熟，使靈性印象不至於因為物質印象而消失，而是讓兩種感知印象得以同時並存。

一旦發展出如此能力，前面所描述的景象就會出現在靈性之眼前。我們從此當能明白，現實世界的一切存在都是來自靈性世界，但在此之前我們必須先了解高等自我。

接下來，我們要「成長」為高等自我。也就是說，我們必須將其視為真正的生物，並且奉之為自身行為的圭臬。這表示，我們要讓自己沉浸在這種想法與感受中，僅將自己的肉身與以往所稱的「自己」，當成體現高等自我的工具。藉此，我們開始與低層自我發展出某種關係，如同感官世界之人看待日常用品與車輛一樣。即便我們可能會說「我要開車」或「我去旅行」，但我們不會將汽車當作自身的一部分，所以對於精修有成的人而言，「我走過這扇門」的意思，便代表「我帶著身體經過這扇門」。

我們必須習慣這種想法，這代表永遠不會失去自己在物質現實中的根據，也必不可讓任何與感官世界疏遠或脫節的感受產生。而為了避免成為虛幻或盲信的僕從，我們必須小心謹慎，不可讓高等意識的體驗耗盡我們在現實世界中的生命能量，而是要使其更為富饒。

一旦開始活在高等自我之中，或即使尚在尋求高等意識的過程之中，我們不只可學會如何喚醒心臟部位靈感器官知覺中的靈性力量，更能學會如何利用粒子流動來控制力量。這股感知力包含了高等現實的粒子流束，其流出自心臟旁的這副靈性器官，並帶著閃耀的光輝，流過轉動的靈感蓮花與成熟乙太體的諸多脈絡，再流入周遭的靈性世界，使其在我們的靈性之眼前顯現，如同陽光照射在物體上，使肉眼得以望見。

心臟旁的靈性器官感知力從何而來，只能透過內修來逐漸明瞭。直到我們能指引這副感知器官透過乙太體流入外在世界，藉以照耀現實事物之後，才能清楚看見靈性世界的物體與生物。也自此開始，只有當自己將靈性光芒照在靈性世界中的物體上，才能完美地意識到其存在。

事實上，孕育出此感知器官的「我」並非居於肉身之內，而是在肉身之外，正如先前所述。心臟只是我們從外在點亮靈性器官之光的位置，如果我們想在其他部位點亮這副靈性器官，則藉此所生的靈性感知力將與物質世界無從聯繫。但身為人類，我們的職責是將高等的靈象現實與物質世界建立連結，畢竟人類是精神穿透物質國度的途徑，而心臟正是高等自我善用感官自我的樞紐。

經過此番秘修後，我們對於靈性世界一切事物的感受，將變得與其他人對物質世界的感官不同。仰賴物質感官之人仍然覺得自己處在感官世界的某個地點，其所感知到的物體都位在「外部」。而經過靈修的我們，如今覺得自己與所感知的靈性物體「合而為一」，好似位在物體的「內部」一般。

換言之，我們在靈性空間中四處漫遊，居無定所，靈性科學因此將精修至這等境界之人稱為「漫遊者」（Wanderers）。

看見萬物的靈性力量

然而，如果維持在「漫遊者」的階段，會發現我們無法真正定義靈性空間中的任何物體。的確，就像在物質空間中對物體與地點下定義時，會先找出基準點一樣，假如我們想要靈性空間中界定任何事物，也必須從建立相似的基準點開始。因此，我們必須在另一個世界中找到某個地方，徹底探索一番，並且從精神上佔據此地，接著就地建立起靈性的居所，再由此展開一切的發展。如同我們在物質世界中，也是從原生地的思維與信仰觀點來看待事物。例如，柏林居民對於倫敦的看法，必然與紐約客不同。

物質界的家園與靈性居所之間存在著極大差異。我們無法左右自己的出生地，只能在成長過程中對於各種思想與信仰照單全收，我們的種種體驗將無可避免地受其色彩所渲染。

但是靈性居所不同，我們是以自我意識創造出自己的靈性家園，因此，由此而生的所有觀點，都是出於全然清晰的自由意志。在靈性科學的語言中，創造靈性家園的過程稱為「築舍」（Building a Hut）。

在此階段，靈性感知力起初受限於物質世界在靈性世界的對應，亦即在所謂星界的體現。這個世界包含的一切事物，其本質相似於人類的直覺、感受、欲望與情欲。

事實上，**我們在物質環境中的感官物體，都具有某些與人類靈魂特質相關連的靈性力量**。例如，使水晶成形的力量，在洞見之人的高等視野中看來，就如同人類所擁有的直覺力，而類似的力量也使植物得以透過本身的導管汲取汁液，進而使花朵盛開、使種子迸出新芽。

物質界的物體具有肉眼能看見的形狀與顏色，同樣的，在修成靈性感知器官的人眼中，超感官力量也具有形狀與顏色。例如，在達到此境界後，我們不僅能看見水晶與植物的形體，更能看見其所蘊藏的靈性力量。好比我們在物質界看見桌椅那般明確，現在也能看見人類與動物的直覺力，這不僅單純的外顯於行為上，更直接顯現出形體。如此由**直覺**、**本能**、**欲望與情欲所構成的世界，構成了圍繞在所有人類與動物身旁的星雲（astral cloud），或稱為氣場（aura）**。

此外，在成為洞見之人後，也能感知幾乎（或完全）隱蔽於感官之外的微妙事物。舉例而言，假如在兩間房內分別聚集著專注於低層事物以及懷抱崇高抱負的兩種人群，我們即能注意到兩者在星界氣場上的差別。就拿舞廳與醫院來說，不僅物質現實上的氣氛不同，靈性氛圍也會有所差異。同理，商業中心所在的城市與大學城也不會有相同的星界氣場。剛開始，我們對於這種差異的洞察力相當微弱，就如同在開始內修之前，我們對夢境的意識遠比清醒時的意識還要微弱。然而，我們也會逐漸精熟，進而使這項能力完全覺醒。

視野達到此等境界的洞見之人，其所獲得最強大的能力，在於看見人類與動物的直覺與情欲所產生的星界對應效應（astral counter effect）。充滿愛的行為與出於憎恨的行為，表現出的星界現象也不同。無意義的欲望會催生出醜陋的星界映象，而崇高理想的感受，則會孕育出美妙的形象。這些星界映像在物質生命界僅模糊可見，因為物質界的生活會削弱星界映像的強度。

例如，對於事物的欲望，除了會形成欲望本身的星界映像以外，也會在星界產生對應體。假如取得期望中的物體並滿足了欲望（或至少存在滿足欲望的可能性），則欲望的星界對應體將會（在當下）變得微弱。在欲望者死後，星界對應體便會達到最大強度。此時，帶有其本質的靈魂仍然抱持相同欲望，但期望中的物體及滿足欲望所必須的器官已然消失，所以欲望將永遠無法獲得滿足。

例如，假如我們在生前縱溺於感官享受，在死後仍然會渴望感官嗜好的樂趣，但已無法再滿足渴望，因為樂事已然消逝。最後，欲望形成極為強大的星界對應體，不斷折磨著我們的靈魂。如此，由低層靈魂特質對應體在我們死後所經歷的體驗，稱為「靈魂國度的體驗」，或者更精確地說，「欲望國度的體驗」，只有當靈魂淨化自己對物質界的所有欲望後才會消失。也唯有至此，靈魂才能躍升至高等國度，也就是靈性世界。

雖然星界對應體在物質生活中顯得微弱，但仍然存在，而且構成我們的欲望世界，並伴隨我們度過一生，就像彗星的彗核永遠拖著彗尾一樣。此在洞見之人修至特定境界後的感知力下，將無所遁形。

對於達到本章所述靈修境界的學徒，此番體驗將塑造出他們的內在生命。而為了獲得更高等的靈性體驗，我們必須由此階段繼續向上精修。

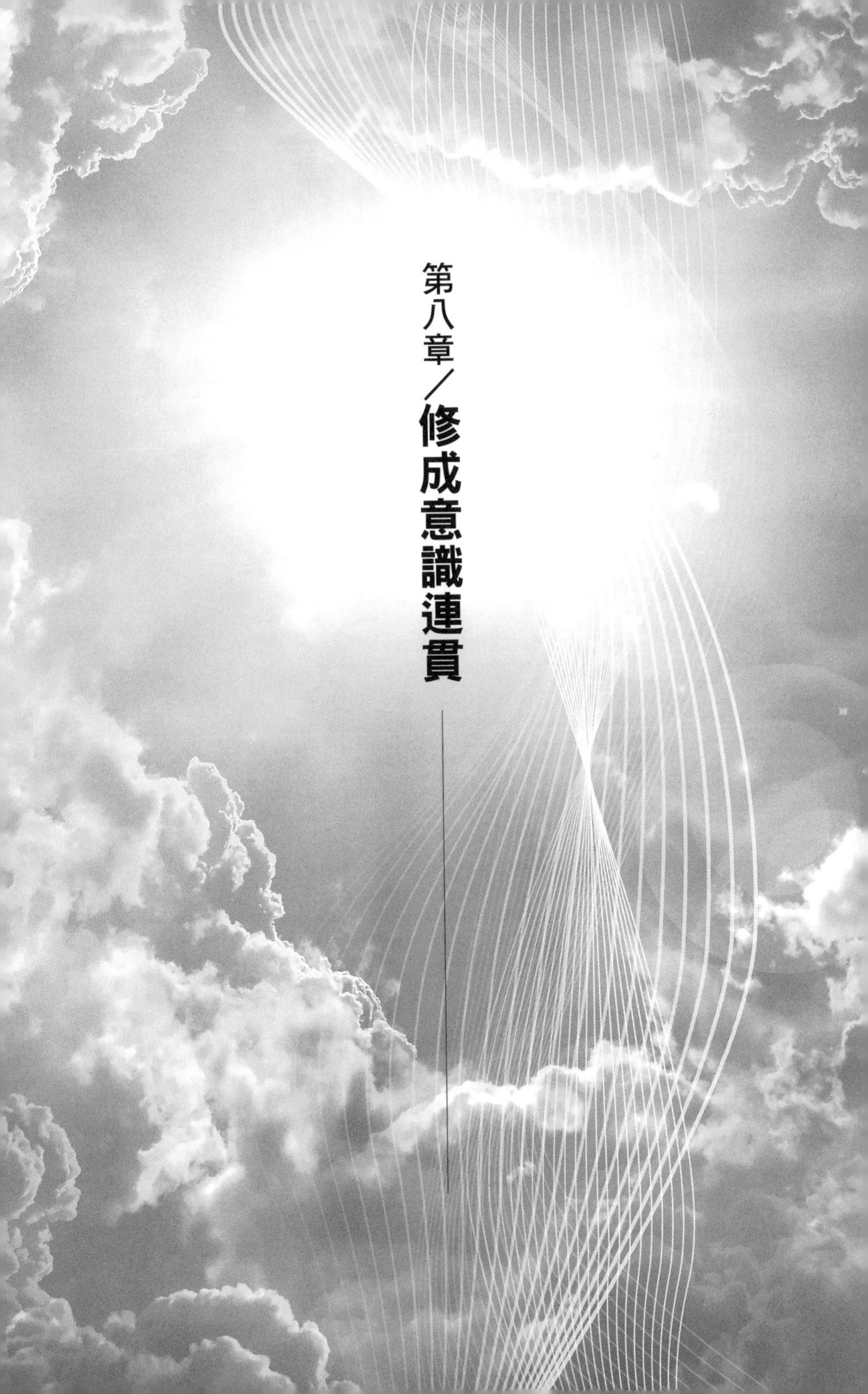

第八章／修成意識連貫

人類的生命具有三種不同狀態：清醒狀態、有夢睡眠狀態、無夢睡眠狀態。如果要更清楚一個人如何才能夠更深入洞悉靈性世界，就必須了解，探尋高等知識之人的這三種狀態，會發生怎樣的改變。

夢境中的洞察力

在我們為了獲得此番洞見而展開訓練前，意識不斷受到睡眠週期而中斷，在這些間隔時段中，我們的靈魂對於外界或本身都毫無所知。然而，由外在世界或身體狀況所引發的夢境，會在無意識的茫茫大海中升起。

一般而言，我們單純將作夢視為睡眠的體現，因此只概略區分出兩種意識狀態：睡眠狀態與清醒狀態。不過在秘修科學中，作夢狀態是具有其特殊重要性的存在，因此會從其他兩種狀態中獨立出來。

先前章節描述過，在探尋高等知識的路上，我們會經歷夢境生命的改變。改變後，我們不會再作沒有意義、沒有條理與沒有連貫性的夢，並且開始塑造出益發規律、有法則可循，又連貫一氣的夢境。

隨著修練的更加精進，新生的夢境不再只是感官現實與內在真實的體現，而且更能顯露出描繪高等現實的真相。感官世界讓我們的周遭遍佈了秘密與謎團，同時也揭露了高等現實隱藏於其中的部分影響力。但只要我們的感知力仍然受限於感官，就無法透徹理解這些影響背後的成因，而這些成因透過夢境所發展而來的狀態部分顯露於眼前，且不是靜止的狀態。

當然，我們不能將這番情景視為真實的知識，除非在清醒狀態也見到相同景象。然而，只要透過長時間的鍛鍊，同樣也能達成這等境界。也就是說，**當我們足夠精進時，便能將原本在夢境中所塑造的狀態帶入到清醒的意識之中，使得感官世界又增添了新的事物**，這就好比天生眼盲的我們，經過成功的手術後，發現世界因為眼前所見的景象而變得更加豐富。

當我們以上述方式獲得洞察之力時也一樣，能看見周遭的世界充滿新的特質、新的事物與新的生物機體。爾後，我們不再需要等待夢境升起，便可在適當時機自行轉換為高等感知狀態。事實上，這種狀態對我們變得相當重要，就好像在日常生活中，主動覺知的價值遠大於被動感知。可以說，身為秘修學徒的我們，一旦開啟靈魂的感覺器官，將因此窺見原本隱藏在身體感官之外的真相。

然而，這種狀態只是邁向更高等知識的過渡時期。隨著繼續實踐鍛鍊，必將發現上述的徹底轉變並不限於夢境之中，更會延伸至以往所認為不會作夢的深層睡眠狀態。起初我們只會注意到，過去在深層睡眠中的無意識狀態，偶爾會受到獨立的意識體驗所干擾，這代表先前一無所知的感知力，已開始從全然的黑暗之中浮現。

要描繪這種體驗並不容易，我們的語言是以物質世界的用途為導向，無法精確描繪不屬於物質世界的事物。儘管如此，在此還是必須透過文字來描述高等境界，不過只能盡量用比喻的方式來作說明，畢竟宇宙中的萬物是互有關連的。

確實，高等境界與物質界的事物及生物機體密切相關，只要有心，我們還是能透過物質界的文字來認識高等境界。但要謹記在心，對於超感官世界的描述中，有絕大部分都是屬於比喻與象徵性的說法。

因此，普通語言只能使用在一部分的秘修訓練中，至於其他部分，則會學習象徵性的表達方式，這是我們躍升至高等境界後自然習得的能力。我們將在鍛鍊過程中學會這種語言，但不代表無法透過書中所用的通俗描述，來體驗高等境界。

從深層睡眠的無意識之海中最先獨立浮現的體驗，可以理解為「聽覺」，或者將其描述成可以感知的音調與文字。好比與普通的感官體驗相較之下，我們會將夢中所發生的事物描述為「視覺」一樣，深層睡眠中的體驗可以比擬成耳朵所接收的印象（在此附帶說明，靈性世界中的視覺能力層次高於聽覺能力，亦即在靈性世界中，顏色的層次高於聲音與文字，但秘修學徒在此率先感知到的，並非較高層次的顏色，而是較低層次的聲音。原因在於，整體的鍛鍊發展使得我們具備了在睡眠夢境中看見顏色的能力，但如果尚未能在深層睡眠中感知高等境界顯露的體驗，那麼初期在深層境界中便只能感知到聲音與文字，必須經過一段時間後，才能躍升感知到顏色與形體）。

一旦注意到這等深層睡眠的體驗，接下來的任務，便是盡可能維持清晰與鮮明的體驗。起初當然會相當困難，因為在這種狀態下所感知的體驗極度模糊，因此在清醒後，或許只知道自己經歷了某些體驗，但卻記不得確切的內容。

在此早期階段最重要的，應該是**保持沉著冷靜**。我們不能有片刻失去耐心或心思躁動，因為這會帶來有害的後果，不僅無法加快鍛鍊的發展，更會拖遲並阻礙修行。換言之，我們必須沉著地接納自己所迎來的成果，而且不能揠苗助長。只要在睡眠體驗中有片刻的空窗期，唯一能做的就是耐心等待，而此刻必將到來。以強迫的手段或許能暫時帶來高等境界的體驗，但或許也將換來長時間的空白。然而，只要我們保持沉著冷靜，終將獲得恆久穩定的感知力。

一旦習得睡眠感知的能力，並能夠使睡眠中的體驗清晰、鮮明地留存在意識之中，我們就能開始專注於體驗的內容，也會發現自己能夠在一定的準確度上區別兩種體驗。

第一種體驗不同於以往所知的任何事物，起初能使我們感到愉悅與振奮，但此刻應該先將其置於一旁。事實上，這種體驗正是在宣告我們即將邁入高等靈性境界。

第二種體驗能顯露出靈性境界與我們生活世界所存在的關連。我們可以發現，這等體驗不只能表現日常生活的反映，也能指出平常在生活中試圖掌握卻無法掌握的事物。我們在白天會思考周圍的世界，透過在內心描繪出的景象了解事物間的關連，並且在各種概念的協助下，嘗試理解感官的知覺。第二種體驗指的就是這等景象與概念。

原本朦朧的模糊概念，如今變得宏亮又生動，有如物質世界的聲音與文字一般。我們將發現，自己能夠將日常生活與在睡眠中接收自高等境界的體驗相互連結。以往只能空想的事物，現在則好似物質世界中的感官體驗，變得鮮明又富有意義。我們了解，在這仰賴感官的世界中，各種事物其實比我們所感知的更加深奧，萬物都是靈性世界的體現與產物，只是我們以往未能看透事物的真相，而如今，開始從四面八方傳來迴響。

在專注與冥思中獲取靈性之力

其實很容易明白，如同只有在物質感官健全發展的前提下，我們才能準確觀察世界一樣，也只有在新生的靈魂感知器官健全發展的前提下，高等感知力才能對我們有所助益。如前所述，我們必須透過實踐秘修訓練中的特定課題，才能孕育這種高等感官。

當然，這些課題包含專注與冥思。**專注，代表將注意力集中在內心與宇宙奧秘有關的景象與想法上。冥思，代表依循指引，讓自己沉浸在念想之中。**我們透過專注與靜心冥思來鍛鍊靈魂，也培育靈魂的感知器官。將自己投身於專注與冥思的課題，便能協助靈魂在身體中成長，如同胚胎在母體子宮中成長一般。睡眠中所獨自浮現的體驗（如前所述），表示獲得自在的靈魂即將誕生，因為我們在內心深處播下的種子已然成長茁壯，使靈魂成為全新的生命。

因此，我們必須相當謹慎，確保在專注與冥思時以正確的方式付出心力，也必須精確觀察自己的努力，因為這是掌管高等人類靈魂萌芽與茁壯的法則，當高等靈魂誕生時，必須是擁有和諧與健全架構的生物機體。

倘若我們未能謹慎依循指引，將無法孕育出具有內在條理的真實靈性生物，只會造成有如靈性層面的流產，斷送其性命。

為什麼高等靈魂必須在深層睡眠中誕生？答案其實很明確，如此細緻又脆弱的靈性生物缺乏抵抗能力，無法在現實的日常生活中存活，因為艱苦又嚴酷的生存考驗會淹沒並壓垮高等靈魂，而肉身的活動也會掩蓋過靈魂的活躍。然而，在睡眠之中，當肉身與其仰賴感官所進行的活動進入休眠，我們即可感受到高等靈魂原本細緻又微弱的活動。

在此必須再次強調，**我們不能將如此的睡眠體驗視為完全真切的知識，除非我們能將新生的高等靈魂體驗帶進清醒時的意識之中**。一旦達到此種境界，我們就能在日常生活的體驗中感知靈性世界的特質。也就是說，我們的靈魂能夠領會周遭環境中的聲音、文字與奧秘。我們必須了解，在此階段的秘修訓練中，我們的體驗受限於獨立的靈性體驗，在某種程度上，是與外界隔絕的。因此，我們必須避免透過這種體驗來構築龐大的知識體系，因為這只會在靈性世界中摻入各種虛幻的景象與念頭，由此塑造而成的世界，可能與真正的靈性世界毫無關連。

所以，我們要時時刻刻嚴格自律。最好的方式，就是更加深入了解每一次的體驗，同時等待下次的新體驗自然來臨，使其與過去的已知體驗相互整合。

也就是說，透過目前所獲得的靈性世界之力，並持續實踐適當的鍛鍊，會發現自己在深層睡眠期間的體驗將不斷延伸。隨著無意識狀態中浮現越來越多的體驗，無意識睡眠的時間也會越來越短，原本各自獨立的體驗，彼此之間的關連，在不受到以往浸淫於感官世界的心智妄加猜測與論斷干擾下，也將隨之相互連結整合。所以很顯然的，我們應避免將感官世界的思維方式套用在高等體驗之上，而且要越少越好。

隨著依循這等指引，在尋求高等知識的路上，當可更加接近將無意識睡眠狀態轉換為完全有意識狀態的階段。隨後，我們在睡眠之中所體驗到的世界，也能有如清醒時那樣真實。無需多言，我們在睡眠時所體驗的真實感，當然與身體的感官知覺不同，然而，如果我們要常保踏實並避免落入虛無的夢幻之中，就必須學習如何將睡眠時的高等體驗與周遭的日常感官體驗相互連結。儘管如此，睡眠時所體驗的世界對我們而言，依然是嶄新的啟示。

對於在睡眠中產生意識的修行階段，秘修科學稱之為「意識的連貫性（或不連貫性）」（continuity [or unbrokenness] of consciousness）。[14]

14 於此所列舉的是修行的「理想」狀態，必須經過長時間的鍛鍊才能達到。身為秘修學徒，最初只會察覺兩種狀態，分別是以往只會產生非連續性夢境的意識狀態，以及以往認為沒有意識的無夢睡眠狀態。

修行至此階段之人，其感知與體驗將不再受到「身體在休息，靈魂無法接收感官印象」的週期所干擾，亦即達到意識不受中斷的境界。

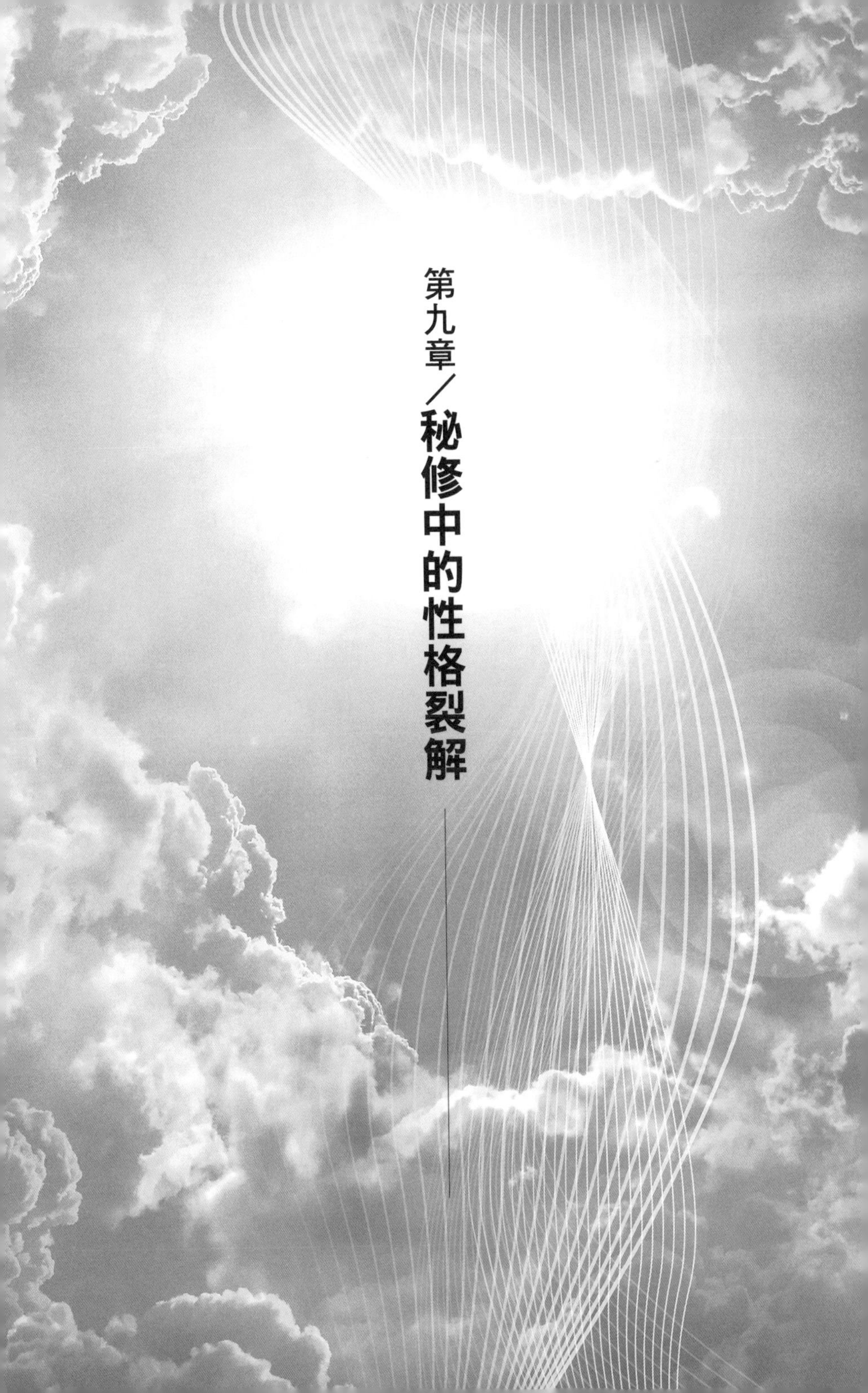

第九章／秘修中的性格裂解

在睡眠之中，人類靈魂不會接收任何來自身體感官的訊息，也就是說，物質世界的知覺將無法傳達。事實上，當我們在睡覺時，靈魂是位於所謂的肉身之外，而肉身正是在我們清醒時連接感知與思維的媒介。在睡眠期間，靈魂僅僅與我們無法看見的微弱形體（乙太體與星界體）有所連結。

這些微弱形體在我們睡眠時不會停止活動。靈魂生活在高等境界中，就像身體生活在物質界的事物與生物機體中，彼此帶來相互作用與影響。但靈魂的生命在睡眠中會持續推進，應該說，在此時會特別活躍。然而，我們無從得知自己在睡眠狀態下的活動，除非具有必要的靈性感覺器官，至少能像觀察日常生活的事物那樣，才能觀察到睡眠時周遭所發生的事，以及我們做了些什麼。正如前面所述，培養靈性感覺器官也包括在秘修訓練之內。

假如透過上一章所述的秘修訓練，使得睡眠中的生命產生轉變，我們必定能有意識地觀察睡眠時的周遭事物，也能依照自我意願，在這片新天地中來去自如，就像每天清醒時順從感官行動這麼簡單。然而，我們必須記住，要在睡眠時感知到一般感官所察覺的周遭事物，便需要一定程度的洞察力（先前章節中曾提過這點）。同樣的，我們在靈修初期能夠感知另一個世界的事物，但還無法與物質界的事物建立起連結。

排除修練的恐懼

睡眠與夢境生命的特性，解釋了人類一直以來所經歷的過程。靈魂在高等境界中的生活與行動不受干擾，從此境界中，靈魂透過對肉身的持續作用汲取啟發與刺激。

多數人無法察覺高等生命的存在，但身為秘修學徒，卻可以意識到高等生命的活動，藉此徹底改變我們的生命。只是在我們的靈魂未能以高等感官「觀視」之前，靈魂將受到超凡的宇宙生物所引導。如今，茁壯的靈魂不再需要這份指引，好比眼盲之人經過手術見到光明，就此改變了人生，不再需要他人的引導，秘修訓練也是如此，為我們的生命帶來轉變。

成為秘修學徒的我們，已經不再需要仰賴指引，從今以後，我們就是自己的嚮導。

至此階段，我們可能面臨普通意識所無法察覺的錯誤。我們現在的一舉一動，都是出自於以往毫無所知、受到高等力量所影響的世界，但這些高等力量是受到宇宙的整體和諧所調節，而在秘修的路上，我們正逐漸脫離這種宇宙和諧之力，所以以往無需提供協助或親身參與就能完成的事物，如今都必須親力親為了。

基於此原因，秘修文獻裡便時常著墨提升至高等境界後所需承擔的危險，這種描述性警語很容易在膽小的靈魂中植入對於高等生命的恐懼。所以必須加以釐清，只有在我們未能依循必要的措施時，才會帶來危險。**只要遵守真正的秘修原則，儘管因此而擁有遠超過感官想像所能及的力量與偉大體驗，但提升至高等境界時，既不會危害生命，也不會傷害身體。**

然而，我們在修行路上的每個轉角卻可能遇見威脅生命的可怕力量，而我們或許會學著利用物質感官所無法察覺的特定力量與生物機體來面對，或受到強大的誘惑所驅使，為了一己之私、涉足禁忌，或在尚未熟悉高等境界知識的情況下，誤用了這些力量。其中某些具有重大意義的體驗，如遭遇「臨界守護者」（guardian of the threshold）等，將會在稍後章節中探討。

儘管如此，無論是否察覺這等誘惑，我們都必須明白，這種力量不利於生命的存在。沒錯，這些力量與我們之間的關係，是由更高等的力量所決定，但當我們刻意踏入以往不為我們所見的世界時，這層關係自然會產生改變。而在此同時，我們的存在也受到了強化，並大幅拓展了對於生命體驗的視野。

只有在我們出於不耐與傲慢，未能等待自己充分理解超感官法則，就倉促地假設自己已然獲得高等境界體驗時，才會發生危險。在此境界中，**「謙遜」與「質樸」**並不像在物質世界那般空洞，如果我們能養成這些特質，便可確保邁入高等生命的境界時，不會對我們造成生命與健康的危害

最重要的是，我們不該讓高等體驗與日常生活的事件及需求之間失去和諧。**我們的課題存在人世間，假如拋下俗世的職責並逃向另一個世界，就等於確定自己永遠無法達成目標。**我們的感官只能察覺到這個世界的一部分，而體現於物質世界的生物，也正是源自於靈性世界的靈性生命。

我們必須受到靈性精神的恩典，才能將靈性啟示帶進物質感官世界。換言之，必須透過將我們在靈性國度的發現，灌輸給現實世界，使現實世界從而改變。因此，**改變地球是我們的職責，也是探尋高等知識的唯一理由。**我們透過感官所認識的地球，其實是仰賴著靈性世界在運作，這也表示，唯有參與這個蘊含創造力的世界，才能真正對地球發揮作用。此番認知應該是我們期望踏足高等境界的唯一動力，如果能抱持如此心態展開修行，並且避免在過程中偏離正軌，就毋需懼怕任何危險了。

對於潛在危險的恐懼，不應該阻止我們踏上秘修之路，只需要將其視為告誡，督促我們潛心發展真正的秘修學徒所應該具備的特質。

上述內容旨在排除我們的恐懼，接下來談談所謂的「危險」是什麼？

精修之路的三條歧途

對於採行秘修之人，其微妙形體（乙太體與星界體）必然發生重大改變，這個改變與**意志**、**感受**、**思想**這三種靈魂基本力量的進化過程有關。

在我們開始修行前，這些力量之間的關係是由高等宇宙法則所主宰，我們的思想、感受或意志並非毫無脈絡可循。任何成為意識的想法，都是透過自然法則連結到特定的感受或意念。

例如，當我們走進通風不良的房間時會打開窗戶，或者當我們聽見他人呼喚時會加以回應等，同理，難聞的氣味會激起我們作嘔的感受。如果我們深究其中的道理，便會發現思想、感受與意志之間看似單純的關連，正是塑造出我們完整生命的基礎。

我們甚至是根據思想、感受與意志，以及人類性格間存在的法則，將此相互關連視為生命「正常」與否的先決條件。假如某人樂於享受難聞氣味，或是聽見問題卻拒絕回答，我們就會稱其為「不正常」，因為這違反了人類性格的法則。

期望良好的教育與適切的指引能夠獲得成果，正是因為我們假設自己能將孩童的感受、意志與思想，以順從人類特質的方法建立連結。因此，我們教導孩童特定的觀念，是基於這些觀念將來能夠連結孩童的感受與意志。這種種的努力，都源於這項事實：**思想、感受與意志三者的中心，與我們細微的靈魂體之間，存在著明確又合理的連結。**

細微靈魂生物體中的聯繫關係，也會反映在較為堅壯的肉身上。同樣的，意志器官、思想器官與感受器官之間也是依循法則相互連結，這正是為什麼特定想法會激起特定感受，或出於意志的特定行為。

然而，在高等修行過程中，連結這三大基礎力量的脈絡會受到干擾而切斷。起初，斷裂只發生在細微的靈魂生物體中，但隨著我們持續邁向高等知識，斷裂現象也會延伸至肉身（事實上，一個人在靈修時，大腦會分隔成三個獨立區塊。雖然無法透過普通感覺器官來察覺分隔現象，而且即便透過最精良的儀器也無法證實，但這確實會發生。洞見之人能看見修得高深能力者的大腦分隔為三個獨立的活動主體：思想的腦、感受的腦與意志的腦）。

靈修至此階段，思想器官、感受器官與意志器官會開始獨立運作，而它們之間的關連不再受到固有的法則所調節，是由個人所覺醒的高等意識所掌握。所以，我們在秘修時所注意到的第一種改變是，**無論想法與感受、或是感受與決斷之間都不再相連，除非刻意製造出連結。任何想法都不再會激起採取行動的衝動，除非我們自願起身而行。**

因此，對於開始修行前懷抱著濃烈愛意或苦澀恨意的事物，如今都已能公正客觀地面對。即便存在足以使我們未經思慮就採取行動的想法，我們也能抑制自己的行為。同樣的，我們現在能完全依循純粹的意志而行動，但未經秘修之人或許無法察覺背後的動機何在。因此，**在修行中獲得最偉大的成就，正是能夠完全掌握思想、感受與意志間相互關連的能力。**但對於靈魂力量具備如此完全的掌控力，也意味著，我們要為此擔負起全部的責任。

直到我們如此蛻變之後，才能與超感官生命及力量建立起有意識的連結，因為我們的靈魂力量（思想力、感受力、意志力）與宇宙中某些基本的力量息息相關。

舉例來說，天生就存在於意志之中的力量，即能夠感知並影響高等境界的特定事物與生命，但前提是，必須先脫離靈魂感受力與思想力的束縛。一旦解開這層束縛，意志力的活動便可向外體現，這點對思想力與感受力也有相同作用。

假如某人朝我們發送憎恨的感受，洞察力便能夠看見帶有特定顏色、如雲朵般的細緻光芒，而我們好像擋住拳頭般地阻擋住這層恨意。

因此，憎恨成為在超感官世界中能夠察覺的現象，但只有在我們將蘊藏於感受中的力量向外引導時（這就像將視線投射在現實感官世界中那樣），才能看見這股憎恨。當然不只恨意，在高等境界中，也可以感知物質世界中的其他顯著現象，而透過發現並解放靈魂中的基本力量，便能有意識地與這些現象建立聯繫。

但**我們必須謹遵秘修科學的指引，否則將思想、感受與意志隔離時，很容易使我們偏離正軌，踏進人類精修路上的三條歧途**。也就是說，當靈魂這三種力量的連結中斷時，如果高等意識以及我們的理解尚未精進至足以抓住韁繩，朝正確的方向帶領散落的力量和諧運作，我們就可能偏離正軌。

修得高等意識是必要成果，因為三種力量的發展，在生命中的每個階段大多不會齊頭並進。某個人的思想力或許比感受力與意志力來得精進，其他人則可能屬感受力或意志力較為突出。然而，這些能力一旦受到宇宙高等法則居中協調時，發展程度的差異不至於會干擾高等感官的規律。

例如，當某人的意志力過盛時，宇宙法則會確保其他力量帶來制衡，使其不至於過度強勢。不過，一旦開始秘修，感受力與思想力將不再能影響意志力，意志力因而不受約束地發揮強大的影響力。如果我們此時尚未修得高等意識，便無法使力量臻至和諧，意志力將無的蔓生，使我們在感受與思想變得虛弱無力時淹沒其中，終而成為受意志力吞噬的奴僕。最後，我們可能會變得性情暴躁，魯莽的舉動也將因此接踵而來。

同理，當感受力擺脫高等宇宙法則的束縛時，我們也可能誤入歧途。例如，當某人傾向於對他人懷抱敬畏之意時，即可能因此失去思考的意願與能力，變得完全依賴他人。如此所獲得的能力並非高等知識，而是最令人同情的內在空虛與無力。另一方面，假如我們偏好對信仰表達虔誠與讚頌的感受，便可能因此落入對宗教的癡迷之中。

當思想力過於旺盛時，便會踏上第三條岔路，雖然可以使人樂於思慮，卻會因此困頓其中，並對生命產生敵意。在這種人眼裡，讓自己滿足對智慧的無窮渴望，是這個世界僅存的價值，想法已不再能激起行為或感受，性格變得冷漠、淡然，避免與平凡的事物有所交集，好似這些都再無任何意義或令人作嘔一般。

我們在秘修的路上可能走向這三條歧途，因而陷入狂暴的心性、沉浸於多愁善感的情緒，或冷淡無情地一味索求智慧。從外在看來（如以唯物主義精神病學觀點），踏上這些歧途的人，與精神病患或極度「神經質」的人沒有太大差異。

秘修當然不該將我們引導至如此處境。重點在於，解放思想、感受與意志這三種靈魂基本力量之間的連結，並使其等順服於覺醒的高等意識之前，必須先使這些力量和諧發展才行。假如在發展過程中有任何差池，使這三種力量中的任一者擺脫束縛，則高等靈魂的誕生將是空歡喜一場。至此地步，不受拘束的力量，將完全淹沒我們的性格，也必須經過很長的時間，才能恢復均衡態勢。

因此，思想、感受或意志性格，在展開秘修前看似無害的這些特質，在我們成為秘修學徒後，將凌駕於生命所不可或缺的人性要素之上。然而，一旦我們在睡眠意識中，如同清醒狀態般有意識地經歷高等體驗，這只會成為真正的危害。只要我們的睡眠體驗仍然處於只能察覺睡眠間隔的程度，我們那受到宇宙法則所調節的感官生命，便能在我們清醒時產生補償效果，恢復靈魂的均衡。

所以我們必須從各層面維持清醒意識的正常與健全，而且盡力圓滿回應外在世界對於身體、靈魂與靈性擁有健全體魄的需求。另一方面，過度使人興奮或耗竭的日常生活可能帶來損害，因為這對內在生命所經歷的巨大轉變將造成阻礙，甚至帶來毀滅性的影響。我們應該盡力尋求充沛的力量，藉以與周遭萬物建立平靜與和諧的聯繫，並且要避免可能阻礙和諧、對生命帶來焦慮與混亂的事物。但並非要一心從外在感官擺脫焦慮與混亂，而應該悉心照料我們的心情、意象與想法，當然還包括身體的安康在內，使其等維持於穩定，不至波動不止。

上述課題在我們展開秘修後，已經變得不如以前那麼容易。如今滲入了生命的高等體驗持續影響著我們。如果這些高等體驗有任何環節脫了序，則如此的不規律就會隨處伺機而動，使我們或許在下一個轉角就偏離正軌。

因此，我們必須盡一切努力自我克制，不能有片刻忘記，並沉著地審視各種處境。事實上，真正的秘修訓練將能為我們培養出這個特質，在鍛鍊之中，不僅能了解危險所在，也能（在適當時機）找到克服危險所需的力量。

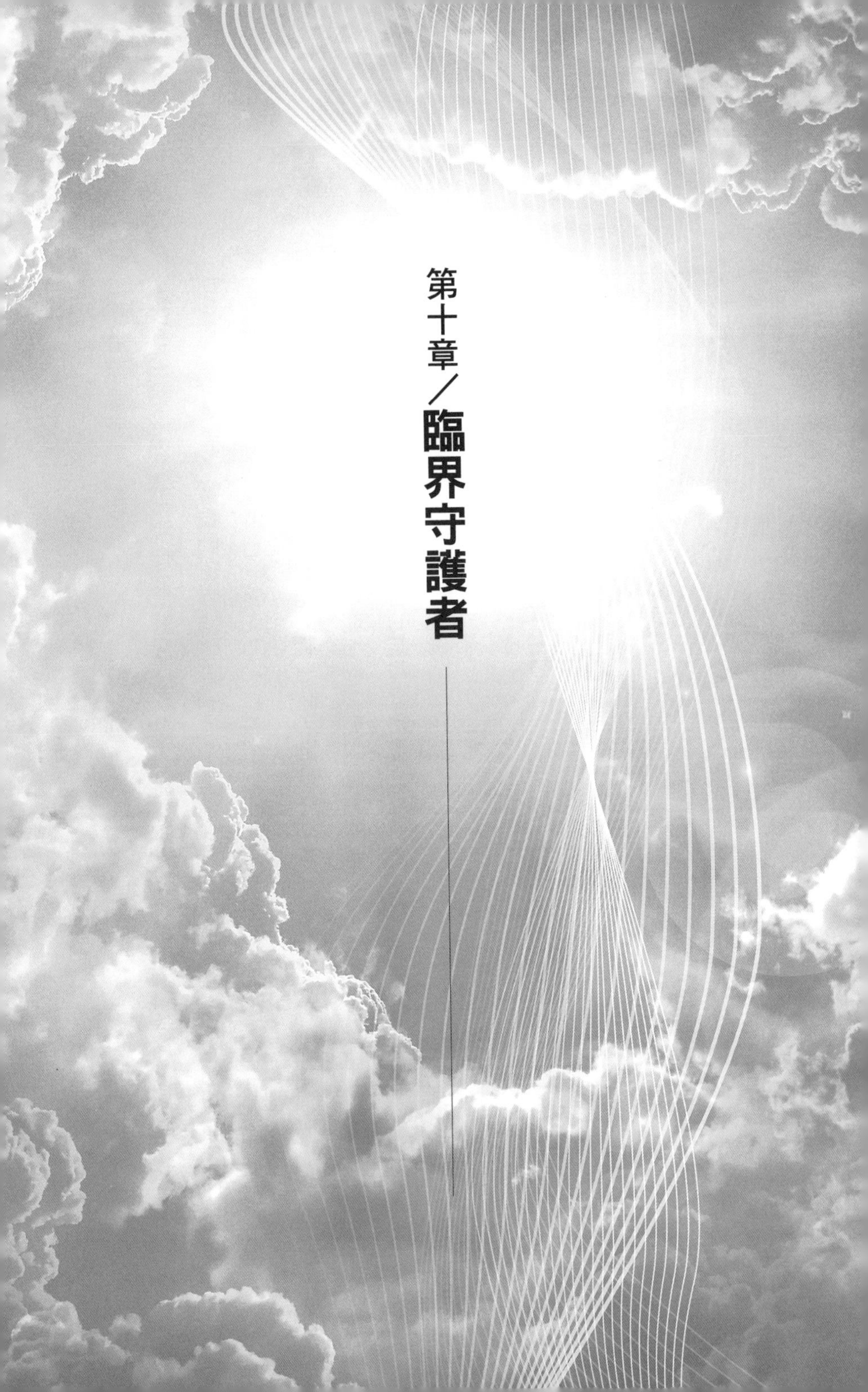

第十章／臨界守護者

躍升至高等境界後最重要的體驗，包括遇見「臨界守護者」（guardian of the threshold）。事實上一共有兩位守護者，分別是「初階」（lesser）守護者與「大」（greater）守護者。當我們在微妙形體（星界體與乙太體）中，解放意志力、思想力與感受力之間的連結時（如上一章所述），將會見到初階守護者。而在這三種力量的彼此分離進一步影響到肉身（尤其是大腦）時，則會見到大守護者。

初階臨界守護者是獨立的生命，在我們內修發展至一定程度後才會降臨。因此，本書範圍內僅簡單探討這位守護者的某些重要特性。

臨界守護者的關照警語

首先，在此僅試圖以記敘方式，來描述與這位守護者的會面，也只有經過此次的會面，我們才會察覺思想、感受與意志之間的連結已經消失。

此時，一位極其恐怖、如鬼怪般的生物就佇立在眼前，但我們需要全然地專注，並且對這條安穩可靠的知識之路抱持絕對的信心（在秘修中必獲得契機），才能度過這次的考驗。

守護者隨後會透過以下這些話語，來傳達此刻的意義：

「至此為止，你未曾見過的強大力量一直在引導著你，透過以往的生命歷程，體現善惡到頭終有報的道理。

在如此力量的影響下，你的生命體驗與想法亦形塑了你的人格。它們間接構成你的天命，也根據你的累世修為，決定你每次輪迴時所注定享有喜樂與苦痛的份額，更以包羅萬象的業力法則主宰著你。

如今，勒緊這條命運韁繩的力量將開始鬆手，以往由它們所代勞的課題，現在都將由你自己來背負。

你過去承受過許多次命運的重擊，但並不明瞭其中的原由何在。其實每一次的考驗，都來自你前一生所犯下的惡行，而你所欣然接受的喜樂與愉悅，則是你過去所種下的善果。你的性格存在著諸多美好，也隱藏著許多醜惡，都是由以往的體驗與想法所產生，但你在此之前並不明白這些因，只能嚐下這些果。

然而，業力見證了你從前的種種事跡，即便是最秘密的想法與感受也逃不過法眼，你的此生與遭遇皆因此受其左右。

不過，你累世的善惡如今都將揭露於眼前，使你得以親眼見證。它們一直與你交織難分，在你的體內，你卻無法一探，就如同你看不見自己的大腦與雙眼。然而，你的過往正與你分離，自你的人格本性中析出。它們本該是獨立的形體，就如同外界的一石一木那般能為你所見。

我是表裡如一的存在，外貌乃是依照你的善舉惡行所塑成。也就是說，我妖鬼般的形貌，便是由你的生命紀錄編織而來。過去我一直藏於你的深處，卻也是為你而如此，因為潛藏在你所背負天命背後的智慧，持續在你體內運作，藉此抹去我醜惡的面貌。現在我離開了你，潛藏的智慧也將隨之而走，不再能替你瞻前顧後，只能將責任交付到你的手中。

若我免於落入腐敗，則必將成為光耀完美的存在；倘若我陷入深淵，也必將你一同拖入黑暗、墮落的世界裡去。為免於此，你必須睿智得足以承擔這個責任，這是以往深藏於你、如今離你而去的智慧所曾經扛起的職責。一旦你跨入我的界線，我將永遠不會離你而去，你也能感受到我隨侍在側。從此以後，只要你的思維或行為有所偏差，你將會立刻透過我醜惡扭曲的面貌看見自己的錯誤。只有在你導正所有錯誤，並自我淨化，以至於未來不再踏入惡途之時，我的容貌才會變得美妙耀眼，到時候我也將再度與你合而為一，以護佑並造福你的未來。

我的界線是由你內心深處仍然留存的恐懼感，以及不願為自我思想與行為負責的逃避感所構成。只要你仍然對掌握命運存有一絲懼怕，這道門檻就會缺去一角；只要缺少一塊基石，你將永遠在門檻前受到威懾，或絆倒於此。因此，在你完全擺脫恐懼並準備好承擔最遠大的責任前，不要試圖跨越這道門檻。

在此之前，只有在你受到死亡的呼喚時，我才會離開你的身體，但即便是這個時候，我的形體在你眼中依然朦朧不清。唯有指引著你的命運之力才能看見我，而在死亡與轉生之間，它們依據我的容貌，在你體內塑成你的力量與能力，使你得以在下一世使我的容貌變得美麗，以確保你進步的福祉。因此，我與我的缺陷造就了使你轉世新生的命運之力。你死亡時，我便現身，業力的主宰是為了我才決定你必須重生。倘若你能在不斷重生的過程中，不自覺地將我轉化至臻於完美，便能免受死亡的力量所侵襲，而屆時，你也將與我完全共融，並一同踏入不朽的國度。

我現在以可見的形體佇立在你面前，如同我在你死亡時，以不可見的形體立於跟前那般。在你跨越我的界線後，你將進入以往在肉身死亡後才能涉足的國度。如今，你伴隨著全知邁出腳步，今後，即便你以外顯的可見形體生活於地球上，卻也同時遊歷於死亡的國度，或者說，永恆生命的國度。沒錯，我是你的死亡天使，但我也同時為你帶來永存不朽的高等生命。

在你即將踏入的國度中，你將見到超感官生命，也會感受到喜樂。然而，誕生於你的我，必然是你在這世界中的首位摯友。過去，我以你的生命為生，如今我被你喚醒而成為獨立的存在，並佇在你眼前，以可見形體作為你未來的行為圭臬，也可以說是永恆的借鏡。你成功地創造了我，同時也背負了轉化我的責任。」

上述以記敘形式訴說的內容，絕不可視其為單純的象徵性比喻。相反的，這是極為真切的體驗，秘修學徒達到一定境界後都能有此體驗[15]。

15 由上述說明顯然可知，此處所敘述的臨界守護者，是我們喚醒高等感知力後所顯現的星界形體，由靈性科學帶領我們面對如此的超感官遭遇。透過某種低等巫術，也能使守護者成為肉眼可見的形態，利用特定比例混合數種微細的物質，便可以蒸散方式形成雲霧，並根據巫師的力量賦予雲霧輪廓與形狀，再以我們的未償業力激起變幻。

守護者的作用在於警示我們，除非感覺自己強大至足以面對上述挑戰，否則不該貿進。雖然守護者或許面目可憎，但卻是我們累世所造成的結果，是將我們的本性喚醒後並幻化而成的獨立生命體。

扛起個人的生命責任

我們的本性幻化為獨立個體，將發生在思想、意志與感受開始分離之時，對首次催生出靈性生命的我們而言，絕對是意義深遠的體驗。秘修訓練就像事前的準備工作，目的在於使我們得以承受面對守護者的可怕景象，且不會心生畏懼或厭惡之情。當我們見到守護者時，必須感到力量漸長，使我們足以抱持全然的知識與意識，接下轉化與強化守護者的職責。

成功見到臨界守護者後，我們這一世的死亡便會與累世以來大不相同。死亡成為有意識的體驗，讓我們就像脫下破舊的華服那般，卸下自己的肉身。在此認知下，我們的死亡只會使眼界與感知力仍然受限於物質世界的人感到難過。在他人眼中看來，我們「死去」了，但對於周遭一切並未帶來任何重大改變。在我們死前，伴隨著死亡進入的超感官世界早已展露無遺，而死後也只是看見相同的視野罷了。

臨界守護者也與其他事物有所關連。我們每個人都屬於某個家庭、某個民族、某個人種，我們在世界上的活動皆以彼此不同的族群為出發點，甚至關乎於我們的人格。事實上，身為家庭、國家或種族的成員，所影響的不僅是我們有意識的活動，因為每個家庭、國家與種族都有其獨特的性格，也都有各自的命運。然而，只要我們的感知力仍受限於物質界，這番事實就單純只是一種概念。

如果知道秘修科學人士主張家庭或國家跟人類一樣，擁有各種特質與一脈相傳的使命或種族天命，唯物主義思想家想必會抱以輕蔑的態度。然而，秘修科學人士已經明白，個人特質只不過是這些世界中的一部分，好比手臂、小腿與頭部，都是我們身體的一部分罷了。

因此，**家庭、國家與種族的生命不僅受到從屬於當中的個體所影響，更受到家庭、國家與種族的靈魂所影響，它們都是真實的生命**。在某種意義上，身為個人的我們，僅僅是「家庭靈魂」與「種族靈魂」的工具，是執行任務的器官。例如，國家或群眾的靈魂會利用從屬的個體來完成特定工作。這種「群體靈魂」不會下落至現實感官世界，而是維持在高等國度中。為了在物質界的運作，國家的群體靈魂利用個人生命作為物質器官。在高等層次上，如此的過程可以比喻為物質界的工程師透過建築工人，來執行細部的建築計畫。

從最真實的角度出發，我們會各自接受來自家庭、國家或種族靈魂所指派的職責。如果我們的體驗受限於物質感官世界，實行這個職責的目的便不是為了其背後更高層次的使命，而只是無意識地想達成群體靈魂的目標罷了。然而，一旦我們遇見臨界守護者，不僅能了解個人的職責所在，更會為了各自的群體與種族有意識地付出努力。因此，每當我們的眼界望得越遠，責任範圍也將變得越大。

這番臨界啟示背後的脈絡，在於我們的微妙形體之上又增加了新的形體，概念很像披上一件新的衣服。我們過去好比裹著外殼，將人格包覆其中來往於世界上，高等靈魂則透過我們的人格，監看著我們必須為了社群、國家與種族所完成的使命。但如今臨界守護者告訴我們，高等靈魂不再照看著我們，已然抽回了過去指引我們的雙手。因此，我們必須抛下屬於社群的一切事物。但如果我們與世隔絕，不再獲取埋藏於種族與國家靈魂之中的力量，內心必當全然麻木冷酷，終致毀滅。

許多人認為，自己早已從群落與種族的連結中解放，如今只是單純的「人類」而已。然而，我們必須抱持懷疑，他們何來所謂的解脫？畢竟，難道不是家庭讓他們誕生在世界上嗎？難道不是因為有血脈、國家與種族，才使他們成為自己嗎？血脈、國家與種族引導並教育著他們，如今使他們具有超越群落與種族偏見的能力，也是多虧了群落、種族的教誨；血脈、國家與種族使他們有能力照亮並造福自己的群落、種族，因此即便這些人聲稱自己不過是「單純的人類」，卻也該將做出這番宣言的能力歸功於所屬社群的靈魂。事實上，只有在依循內修知識的道路上，才能體驗到擺脫群落、國家與種族連結，並且與國家、群落與種族靈魂分離的真正涵義。

無疑的，這是我們在秘修路上首次的親身體驗，對於我們正要邁入高等世界的生命而言，這些連結所帶給我們的教誨已經沒有意義。因為意志、思想與感受之間的連線一旦斷去，我們以往受到灌輸的一切都將徹底消散。回頭望著過去所建立的成果，將如同房屋一樣崩塌成散落的磚瓦，如今必須重新打造一間全新的房舍。

這番話語並非是空口白話，當守護者開口後，一陣旋風自守護者腳下升起，吹滅了至今為止替我們照亮生命的靈性之光。全然的黑暗籠罩著我們，只剩下守護者所流露的光芒。漆黑中傳來守護者對我們的訓誡：

「除非你完全了解自己必須照亮眼前的黑暗，否則不要跨越我的界線。除非你確信燈裡頭有足夠的燈油，否則連一步也不要跨出，因為以往至今的引路明燈，未來已經不復存在。」

聽見這些話，我們必須回頭看看身後。臨界守護者此刻會掀開遮蔽生命深層奧秘的帷幕，群落、國家與種族的靈魂皆顯露出其真實面目，我們可以清楚看見以往是如何受到指引，也明白這份指引已經消失。這便是臨界守護者給我們的第二項警訊。

如果沒有充分準備，任何人都無法承受此處所描述的景象。但是，**高等修行在引導我們走向臨界的同時，也會幫助我們在適當時機發現必要的力量**。

其實我們的修行過程相當和諧，在邁入這番嶄新生命時，不會遭遇任何劇變或騷亂。我們在界線之前的體驗，伴隨著暗示覺醒生命的基調，將會充滿喜樂的預兆。嶄新的自在感超越了其他感受，而身處於這份自在中，我們也自然迎來生命發展至特定階段時所必須承擔的全新使命與責任。

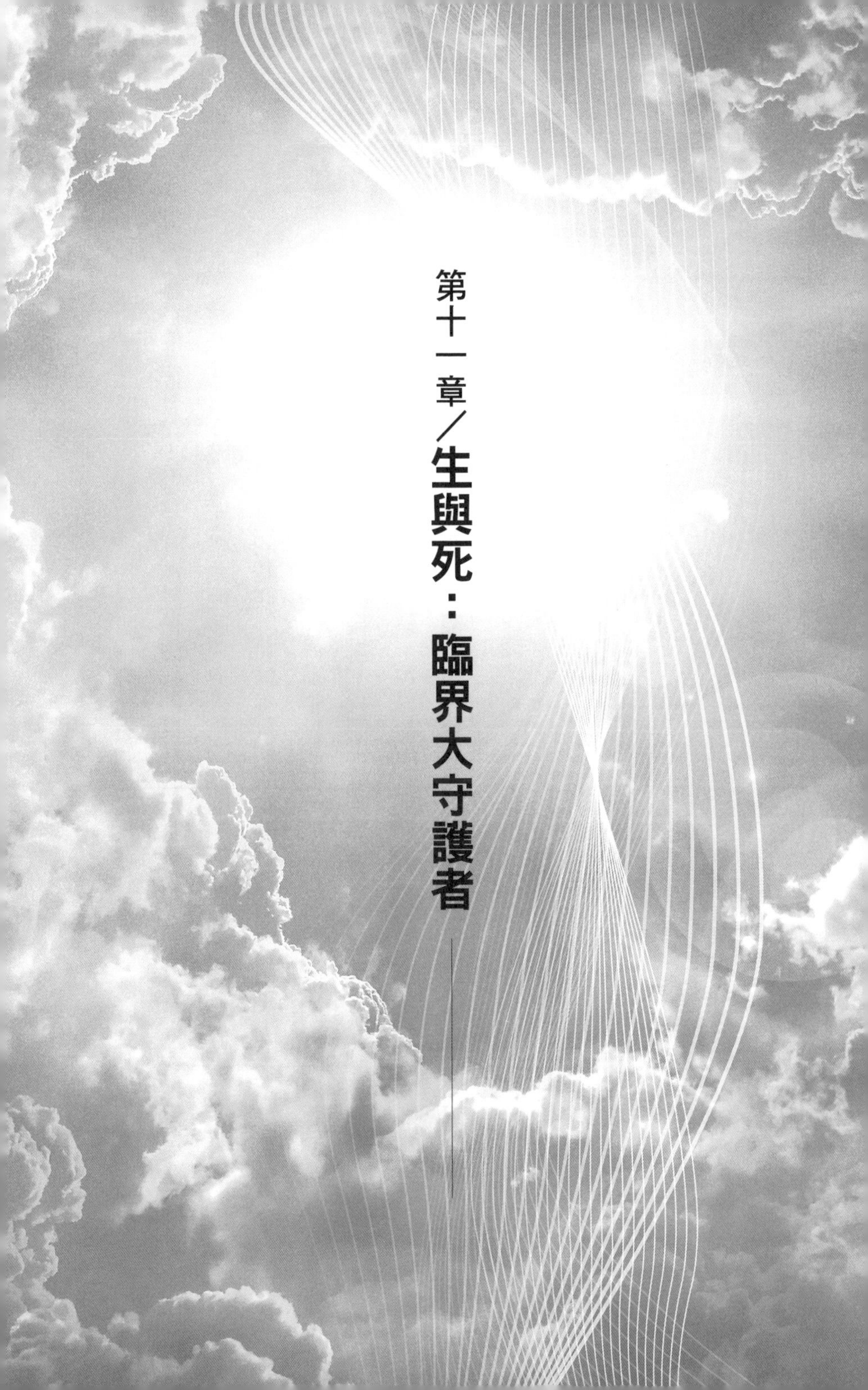

第十一章／生與死：臨界大守護者

上一章說明了見到所謂初階臨界守護者的意義，在於我們能感知到某種程度上由自己創造的超感官生命，而其形體是由我們自身的行為、感受與想法所構成，只是並不明白，這些不可見的力量正是我們命運與人格的成因。但從此刻起，我們已然了解自己累世以來是如何奠定這一世的基礎。藉此，我們開始能夠透徹明白自己的存在。

例如，我們本身懷有特定的傾向與習性，如今明白這背後的成因何在。我們曾經受到命運的打擊，如今得知其前因後果。我們了解了為什麼自己喜歡或厭惡某些事物，又為什麼有些事物使我們開心或難過。也就是說，我們得以依據不可見的因素，來理解可見的生命。即便是生命的必然現象，包括疾病與健康、出生與死亡，也將毫無遮掩地展現在眼前。

低層物質世界的必需

我們了解讓自己轉世再生的因素，其實是由自己所編織而成。也得以明白，存在我們體內、誕生於可見世界、但尚未圓滿的內在生命，也僅能在同樣可見、可受感覺的世界臻於完善，因為要成就如此圓滿生命的契機，只存在於此。

因此，我們認清了死亡無法將我們永遠抽離這個世界。我們心裡明白：「我之所以來到世間，是因為我需要藉由在這個世界的生命，修得其他世界所不可得的特質，而我必須與這個世界保持連結，直到我修得在此可得的一切為止。終有一天，當我獲得在可見的感官世界中所需的一切能力，必可成為另一個世界的有用幫手。」

換言之，透過啟蒙所獲得最重要的體驗在於，我們比展開秘修前的自己，更能學著認識並珍視可見感官世界的真正價值。無庸置疑的，**只有透過洞察超感官世界，我們才能了解感官世界的價值所在**。

如果一個人未曾體驗過如此洞見，就認為超感官世界擁有不可限量、無可比擬的價值，便有可能因而低估了感官世界。而已然洞見過超感官世界的人，也了解如果沒有原本在可見世界的體驗，在不可見的世界會是多麼無力。

為了在不可見世界生活，我們必須擁有足以匹配的工具與能力，但這只有在可見世界才能達成目標。例如，如果要能夠察覺不可見世界，必須先學會「靈視」，而在「高等」境界中的靈視力，只能透過在「低層」世界的經驗，才能逐漸修得。假如一個人累世以來未曾在感官世界中修得靈視，幾乎不可能天生帶有能夠洞視靈性世界的靈視力，這就像嬰兒在母體中如果未能長出肉眼，出生後當然看不見一樣。

我們現在能了解通往超感官世界的「界線」，為何會由守護者來保護？因為在我們尚未修得必要能力前，尚無法真正洞見超感官國度。這也是為什麼我們尚未修得在其他世界運作的能力前，在死後進入這些國度的體驗上總是蒙著一層面紗，畢竟在我們成熟茁壯前，或許都無法看見超感官世界。

一旦我們進入超感官世界，生命便對我們有了全新的意義。我們看見感官世界好比肥沃的土壤，是高等世界充滿生機的媒介基礎。的確，在某種意義上，缺少「低層」世界的「高等」境界並不完整。

現在有兩幅遠景映入眼前，一者回顧過去，一者眺望未來。我們可以看見物質感官世界尚未出現的過去，並且拋開「超感官靈性世界是由物質感官世界發展而來」的成見，我們知道是超感官世界首先誕生，隨後才衍生出物質感官世界。

我們發現自己首次降生在感官世界之前，其實是歸屬於超感官世界，而超感官世界也必須透過感官世界的生命才能繼續發展，如果未經歷感覺國度，超感官世界便無法繼續進化。確實，**只有特定生命在物質國度修得必要能力後，超感官國度才得以向前進**

化，而這些生物就是我們。身為人類的我們，來自尚未圓滿的靈性階層，如今正受到帶領邁向圓滿的境界，並藉此得以在高等境界中繼續完成使命。

然後，我們的視野轉往未來，顯現出更高層次的超感官世界，並看見由物質感官世界所結出的成果。雖然現在所知的感官世界屆時將不復存在，但其成果卻會融入高等境界之中。

我們現在開始能理解疾病與死亡在物質世界中的意義。歸根結柢，死亡僅僅代表超感官世界已然到達某個終點，無法再藉由自身的努力繼續進化罷了，畢竟如果無法獲得新的生命脈動，即便是超感官世界，也會凋亡。**新的生命奮力對抗死亡，從而在凋萎崩毀、槁木死灰的舊世界中，萌發出新世界的枝芽**。所以，我們的世界包含了生與死，萬物也逐漸摻合交織。舊世界的故土上攀附著新生命的種子，就此成為養分。我們在自己身上最能清楚看見這點，身上所披的外衣有如舊世界的殘遺，而孕育未來生命的種子已經在其中萌芽。

因此，**身為人類的我們具有雙重特質：既有生滅，亦可不朽**。凡人的生命已經發展到最後階段，但不朽的生命才正要起步。

我們也只有在生滅與不朽共存的感官世界中，才能修得前往不朽境地的能力。我們的任務是收穫生滅世界的果實，藉以臻至不朽境界，當我們深思自己過去所建構的生命時，必須告訴自己：「我們的內在背負著凋零世界的元素，這些元素在我們體內不停運行，然而在喚醒了不朽元素的幫助下，我們將逐漸破除它們的力量。」藉此，這條道路將帶領我們由死亡走向生命。

的確，如果我們在死亡時能保有意識，便能了解：「步入死亡的世界是我們的導師，死亡是自己過去所編織而成的結果，但生滅的田野已然為我們催熟不朽的種子，讓我們可攜往另一個世界。假如萬物只仰賴著過去，我們便不會出生。過去生命的終點當是另一次新生，而感官世界中的生命，是生命種子從死亡手中所奪回來的，生與死之間的時間，則是新生命從即將凋亡的過去奪回了多少時間的表達，而疾病不過是凋亡的過去所帶來的結果。」

「為什麼我們只能從錯誤與缺憾中逐步修得真知與善良？」

我們在此找到問題的解答。我們的行為、感受與想法，皆受到逝去的過往所支配。從消逝的一切中，我們的物質感覺器官逐漸進化成形，到了最後，這些感官與刺激感官的事物也都注定走向凋亡。因此，我們的自我本能、動機、情欲，或是其從屬感官均無法恆久不滅，只有感官所造就的事物與成果才能永垂不朽。只有在我們將值得永藏的事物從瀕臨腐敗的世界中抽離後，才能拋棄在物質感官世界中所體現、如今已無法再為我們所用的基礎。

因此，第一位臨界守護者依樣刻劃了由生滅與不朽元素雙雙構成的人類特質，藉以清楚告訴我們，尚且需要多少努力，才能修成莊嚴光明的形體，得以再次定居於純粹的靈性世界中。

第一位守護者以形象顯示告知我們與物質感官世界的糾纏，首先是透過本能、動機、情欲、自負的欲望，以及各種一己之利所表現，同時也體現於我們在種族與國家的歸屬之中。

說到底，團體與種族僅只是我們進化為純淨之人的不同階段。種族或團體中的個體越能表現出純淨、理想的型態，也就是能從物質與生滅朝著不朽的超感官國度精進，則種族或國家的層次也將越「高」。

人類藉由在「高等」國家與種族中的轉世來進化，因此是邁向解脫的過程。最終，我們必當達致和諧圓滿的境界。同理，我們也將經過更純淨的道德與宗教信仰的洗禮，藉此來完善自我，因為道德陶冶的每個階段，都包含對生滅事物的思念，以及對未來理想種子的嚮往。

大守護者的評言：成就眾生

初階臨界守護者對我們顯露的，僅限於往昔的結果，而孕育未來的種子，也只會以曾經與過往相互交織的型態呈現。

但是，人類需要將自物質界所能獲益的一切帶往未來的超感官世界，如果我們只背負了曾經參與的過往，便只能完成所負天命的一半。這也是為什麼經過一段時間後，臨界大守護者便會隨著初階守護者之後現身。

於此，與第二位守護者的會面，將同樣以記敘方式描述。

在我們透過初階守護者認清自己所需要解放的事物後，一道宏偉的光芒形體即迎面而來，其容貌之美妙難以言表。

這次會面發生時，代表掌管思想、感受與意志的肉身器官已然各自獨立，甚至從肉身解放，不再彼此相互牽連，而是由完全脫離物質束縛的高等意識所協調。最後，我們的思想、感受與意志器官將成為工具，由位於超感官國度中的靈魂所主宰。

在這裡，從感官枷鎖中解脫的靈魂遇見了第二位臨界守護者，守護者說道：

「你已經從感官世界中解脫，也掙得居留於超感官世界的權利。從今往後，你便可在這裡生活。對你而言，你已不再需要現實的肉身形體，倘若你所求僅是定居於超感官世界的能力，你便永遠不需要回到感官世界。

看著我，看看我與傾全力修行的你之間那無可度量的差異。你透過當初仍然依賴感官世界時，在其中所能修得的能力，達成如此階段的圓滿。如今你迎來此刻，就該讓你所解放的力量，在感官世界中繼續為你所用。至今你僅是為了解放自己而努力，但如今你已然解脫，也該幫助你在感官世界的同胞獲得解放。過去，你作為獨立個體而奮鬥，現在，你必須為全體而奉獻，藉此，你不僅能使自己進入超感官國度，更能擴及感官世界所存在的萬物。

某天，你將能與我的形體統合，但只要仍有他人陷於不幸之中，我便無法感受全然的幸福！作為解脫的個體，你已然得以進入超感官國度，但接下來你應該往低處眺望仍然未能解脫的有情生命。

要知道，縱然你將自己的命運與他人分離，卻依然與眾多有情生命相互羈絆，你們都曾降生到感官世界中，以汲取邁向高等境界所需的力量。如果你使自己與同胞斷絕，必將濫用只有與眾人為伍才能修得的力量。倘若他們未曾降生在感官世界，你也將無法降生，沒有他們，你必缺少成為超感官存在所不可或缺的力量。所以，你必須將眾人助你修得的力量與眾人分享。

因此，在你傾全力使以往的世界與同胞獲得解脫之前，我將拒絕承認你進入超感官世界的高等界域。你至今的成就允准你居留於超感官世界的低層界域，而我將如同手持烈焰之劍看管伊甸園大門的天使一般，守在通往高等界域的門道之前，只要你仍留有未用於感官世界的力量，我必將你阻擋在外。

假如你不使用自己的力量，其他人便會前來代替你付諸實用。屆時，高等的超感官世界將接收所有來自感官國度的果實，但你腳下再無立足之地。淨化後的世界將持續進化並超越你，你也將被汰除。倘若這是你的抉擇，等待你的便是一條漆黑之道，而與你分道揚鑣的人，自然會走上光明之道。」

由此，啟蒙者現在確切了解，若屈服於誘惑而過早進入超感官國度，將遭遇何種後果。第二位臨界守護者散發無可描繪的光芒。對於見證此景的靈魂而言，與這位守護者統合為一是遙遠的目標，但也確切表明，除非將由取之於此世界的力量奉獻於協助他人獲得解脫，否則永遠無法與守護者共融。

因此，如果決定滿足這位高等光明生命的條件，我們將為人類的解脫貢獻一己之力，把自己的天賦與才能供奉在人類的祭壇上。但如果我們傾向過早躍升至超感官世界，則人類的洪流將從我們身旁流向遠方。

一旦我們獲得解放，便無法再從感官世界獲取任何新的力量。所以，如果我們仍然將心力奉予感官世界所用，必當了解，如此等同放棄未來的努力所帶來的任何收穫。

但是，即便選項如此明確，也不代表光明之路是必然的選擇，畢竟我們的選擇取決於自己是否充分淨化了自私的心，以至於在下決定時不受到個人解脫與福祉的誘惑。

「暗黑之道」上的自我救贖，可說是我們所能感知的最大誘惑。另一方面，光明之道卻看似毫無誘因，對自私的內心也沒有吸引力。當我們選擇走上光明之道，在超感官國度的高等界域中，所接受的餽贈將無關於己，而是由我們流向世界與身旁同胞的愛。然而，在暗黑之道上，我們出於自私所求的卻不會受到拒絕，相反的，這條道路的終點正是滿足自我。因此，只求自我救贖之人幾乎都會走上暗黑之道，畢竟對他們而言，這是相當合理的選擇。

所以我們切不可盼望在光明之道上的秘修者，提供任何獨善己身的指引，因為他們並不在乎個人的喜樂與救贖。**對走上光明之道的秘修者而言，每個人當然要靠自己掙**

得救贖，但提供捷徑並非他們的使命，使所有人類與萬物進化與解脫才是最重要的。因此，他們的任務僅止於指引我們如何鍛鍊為此目標共事的能力，同時也將無私奉獻與發願犧牲視為最高美德。儘管如此，他們並不會將任何人拒於門外，因為即便是最自私之人也能夠淨化自我。而對於僅求自利之人，只要一日不離自我，便無法從光明之道上的秘修者口中求得一絲一毫，縱然他們未曾拒絕幫助自利者，自利者仍無法從他們的協助中受益。

因此，如果我們確實遵循優秀秘修導師的指引，便能了解第二位守護者在我們跨越界線後所提出的要求。的確，如果我們未能依循導師的指引，恐怕連觸及界線都是一種奢望。

出自真正秘修導師的指引，可能帶領我們修成正果，或是一無所獲。但必須明白，導師的責任並非引導我們獲得自我救贖或單純修得超感官世界中的存在。相反的，從最初開始，他們的責任便是確保我們在發下全然無私共謀福祉的願力前，不得隨意觸碰超感官世界。

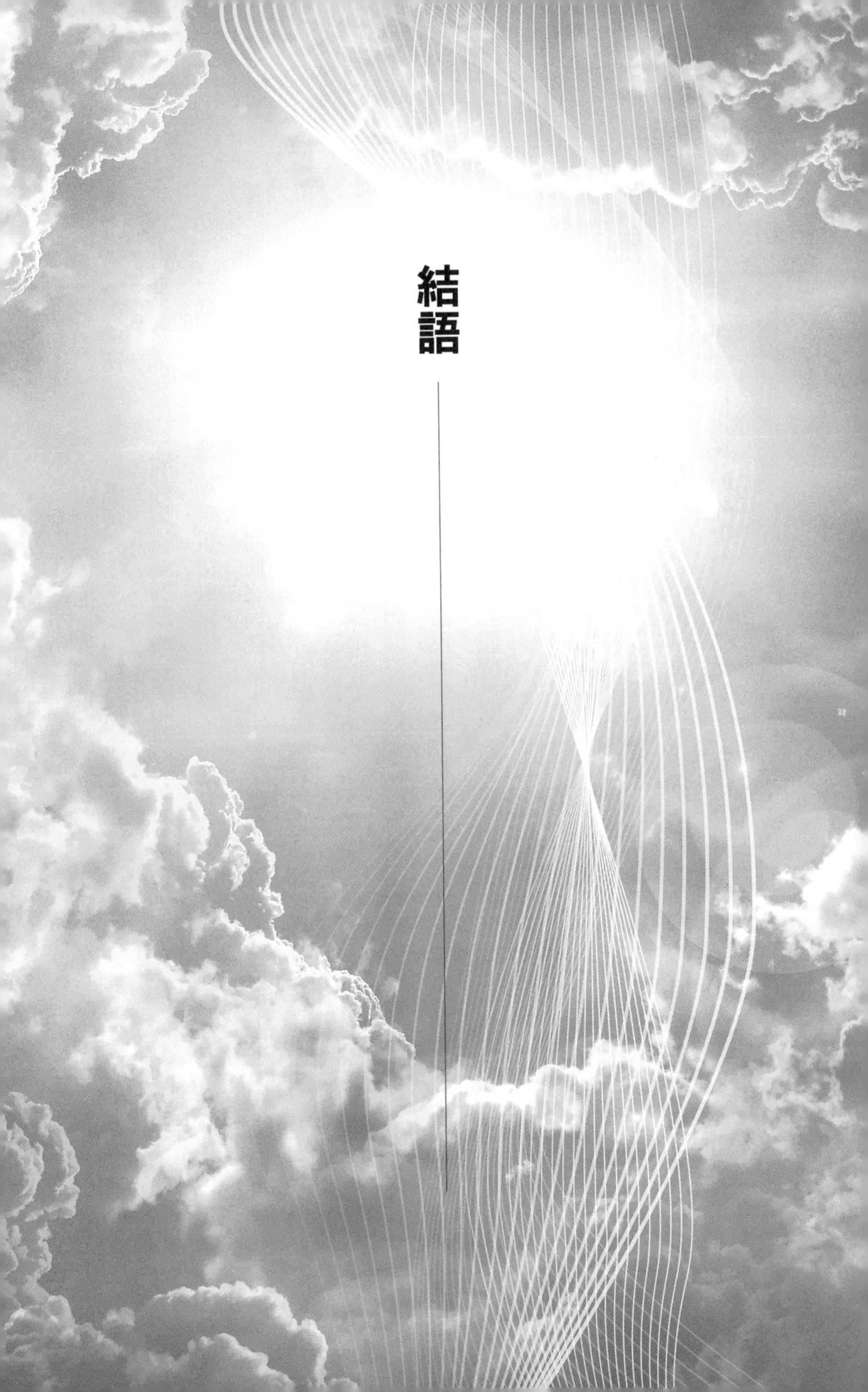

結語

書中所論述的超感官認知之路，為我們帶來了靈魂的體驗。尤其重要的是，嚮往如此體驗之人，不該對此抱持虛幻或誤解的想法。

的確，我們很容易受這類事物所矇蔽，而其中最嚴重的錯誤，便是誤解靈性科學中關於靈魂國度的體驗，從而使之與迷信、幻夢、靈媒，以及人類追求精神慰藉的偏差行為歸於同類。當外界將遵循道路修行的學徒，與其他試圖涉足超感官體驗卻偏離正統求道路線，以致如稍早章節所說誤入歧途的人混為一談時，便可能造成錯誤認知。

如果依循本書的方法，靈魂體驗將發生於純粹的靈魂與靈性國度之中。為了達成如此體驗，在日常生活意識中，每當我們想塑造關於感官世界或內在期望、感受與意圖的想法（與確切的知覺、感受或意志體驗無關，並獨立生成的想法），就必須先尋求內在的解脫，並獨立於物質生命之外。

有些人主張，我們的念想必定來自感官知覺或內在生命，因為思想受到肉身所制約，他們因此認為，所有想法單純只是感覺或內在體驗的倒影。然而，這派人士之所以會有如此觀念，都是因為他們的靈魂從未修得足夠的能力，無法體驗純淨、自我富足的靈魂生命。一旦獲得如此生動的體驗，便能了解，無論思想何時對靈魂生命帶來影響，以至於滲入其他的靈魂機能中，我們所經歷的內在活動都與肉身無關。

在我們平凡的靈魂生命中，諸多念頭幾乎總是與知覺、感受與意志等其他活動攙和在一起，這些活動雖然源自於肉身，卻會受念頭所影響，此時便會激起與肉身無關的行為。否定這番現象之人，應當無法從「思想與其他活動總是同時出現」所造成的假象中超脫出來。

但是，**透過內修的努力，我們確實能在靈魂中體驗到內在生命裡屬於思想本身的區塊，其實是與其他活動相互分離的**。也就是說，我們可以把純粹的念頭從靈魂生命的其他部分隔離出來，而這番念頭自成一格，不會與其他活動攪和，將所有來自外界知覺、身體機能或是由其掌管的內在生命隔絕於外。

就本質而言，這些念頭會自我體現為靈性的超感官個體。如果我們的靈魂與這些念頭統合為一，並排除所有知覺、記憶與其他內在活動，便可在超感官國度中抱持著「在肉身之外體驗自我」的思維生活。只要了解這一點，便不會再質疑「靈魂能夠擁有肉身之外的超感官體驗」，否則等於否定了先前的體驗。

我們或許會疑惑，為什麼人類不情願接受如此確切的事實？因為除非我們能夠讓自己先處於接收這種事實的靈魂狀態，才能接受這事實，使其顯現於眼前。然而，當眾人聽見要先付出心力修得純粹的靈魂特質，才能讓深藏於自身的某樣事物躍然於眼前時，總是會心生疑竇，覺得經過自身準備才得以顯露的景象，其實是自己所捏造出來的。換言之，多數人偏好在不需付出努力的情況下被動接收體驗。

此外，假如他們也不了解「對於事實的科學理解」背後的基本條件，就很容易將低層意識狀態（意識層次低於感覺認知與自主行為中所顯現的意識活動）的體驗或產物，當作非物質現實的客觀景象。也就是說，他們會將幻覺體驗、靈媒示現與類似的靈魂景象，誤認為真正的靈性知覺。然而，在如此低層意識狀態中的體驗並非來自超感官世界，而是來自次感官世界。

並非所有意識清醒的生命都是在肉身之內隨順發展，尤其在清醒時，最強烈的意識其實是發生在肉身與物質世界的邊界上。因此，感覺器官在感知過程中的作用，便如同外在事件投射到身體裡頭，好似外界現象透過身體滲入內在。同樣的，我們的意志生命以「人類本質刻劃於宇宙整體」的事實為基礎，因此我們體內透過意志所運作的一切，同時也是整體宇宙進程的一部分。

發生於肉身邊界的此類靈魂體驗，大幅依賴人類的肉身架構，但思想行為此時亦參與在其中，而且思想的影響力越大，我們的感官知覺與意志獨立於肉體外運作的程度也就越大。另一方面，幻覺體驗與靈媒示現則完全仰賴肉身，並於實踐過程中，使一切機能從靈魂生命中排除，而靈魂的體驗與產物，最終也僅只是肉身生命的體現。事實上，幻覺體驗與靈媒示現的成因，比起人類平日的知覺與意志，更加依賴肉身。

然而，如本書所述的真正超感官體驗，則要求我們朝著與幻覺及靈媒體驗的相反方向潛心精修。換言之，要努力使靈魂脫離對肉身的依賴，比起平常的知覺與意志，要更獨立於肉體之外，藉此達到超脫於肉身，以達致純粹思維的境界，從而擴大靈性活動的範圍。

為了刻意發展超感官靈性活動，重點是，**透徹並有意識地洞察純粹念想的體驗**。的確，純粹思維的體驗，在根本上本來就是靈性的超感官活動，只是我們還沒能感知其中的超感官面向。在實踐純粹的思維時，我們早已往來於超感官國度中，但此時只能體驗到純粹的思維，尚未在超感官層次上獲得其他體驗。要獲得進一步的超感官體驗，必須延續與純粹思維結合時的靈魂體驗，其關鍵則在於透過正確的方法來結合，因為正確理解結合的方法，方能洞察超感官知識的本質。

另一方面，一旦靈魂生命沉入於思維中所體驗到的透徹意識之下，便偏離了通往超感官世界真實認知的正軌，轉而受到身體機能所牽引，而由此所獲得的並不是超感官體悟，僅僅只是在感官知覺國度中所發生的身體現象罷了。

當我們的靈魂體驗進入超感官國度，便難以如物質世界的體驗那般，能夠透過普通語言來描述。因此，在閱聽超感官世界的描述時，我們必須謹記，這些利用物質界體驗所描述的內容，可能與真實情況相去甚遠，也必須了解，當中的許多措詞及用語，不過是透過意象來暗示實際的體驗。

本書第一章曾提到，「靈性科學最初的法則與教示，都是透過象徵性的符號語言來表現」，第三章也同樣提及「書寫系統」或「秘文」，對於此說法，看似能透過在物質世界學習普通語言的方法，來學習這種書文，而過去到現在確實也有靈性科學的學校或組織，透過象徵符號來表達超感官真相。

其中經過啟蒙了解這些符號意義所在的人，便能擁有將自身靈魂體驗引導至超感官現實的能力。

但更重要的是，在這類體驗中（如透過了解本書真義所獲得的靈魂體驗），我們的靈魂應該藉由自身對於超感官境界的冥思體驗，來揭示這些秘文。靈魂必須將超感官國度對其述說的一切轉譯為象徵符號，方能以全然的意識觀察到。所有靈魂都能了解秘文所要傳達的真義，而在體悟的過程中（如前所述，由靈魂所主宰），方能見證本書所敘述的成果。

讀者應該將閱讀本書視為與作者的對話，所以本書可說是高等知識探索方法的親授教材。

在過去，確實有理由將所謂的親授限制在口頭講授方式，但今日人類發展至此階段，靈性科學的教示與知識，必須要比以往更開枝散葉地廣為傳佈，使眾人更容易觸及靈性教誨。因此，本書可用以取代口頭講授課程。

如果認為除了本書內容以外，還需要其他親授課程，其實範圍相當有限。有些人或許需要額外的個人指導，這類指導或許在個人層面頗具意義與助益，但如果誤以為本書對任何重點有所缺漏，那可就大錯特錯。只要我們正確地閱讀，最重要的是，完整地閱讀，一定可以在本書中找到一切所需要的知識。

乍看之下，書中某些描述像是要我們完全變成另一個人。然而，如果正確研讀本書，便能夠理解，這樣的描述僅僅只是為了指引我們，在生命中面對超感官世界時，所不可或缺的靈魂狀態。

為此，我們將這種狀態的發展，視為在體內誕生出第二個生命，並從中學習將我們的兩個生命彼此分離，以適切調節兩者間的互動，而這一切皆是在全然的意識中進行。因此，在現實生活中不會變得無用與無能，也不會因為「整天埋首靈修」，而喪失對人生的興趣與老練。

儘管如此，我們在超感官世界的體驗仍然會透過我們而散發光芒，但並不會使我們與生活脫節，反而是提升我們的效益與生產力。

本書中的描述必須以此形貌呈現，原因在於每一次對超感官世界的認知過程，都占據了我們的整體存在，而我們被賦予超感官現實的時刻，也都需要全心參與。舉例而言，要感知某個顏色，只需要我們的肉眼與其相連神經的參與，但如果要感知到超感官事物，就需要整體存在都投入其中。就某程度而言，我們的整體存在好似成為一隻「大耳朵」或「大眼睛」。

基於此種原因，關於如何發展超感官的訊息，似乎常暗示我們必須完全變成一個人，好像我們原本的自我並不健全，而非轉變不可一樣。

我想對第六章的「啟蒙成效」加註幾點。只要經過稍加修改，此番見地同樣適用於書中其他段落。

某些讀者或許會感到納悶，為何要以圖像及意象描繪超感官體驗，而非透過概念般的理論來講述？原因在於，想要體驗超感官現實，我們就必須將自己視為超感官世界中的超感官生命。而透過「靈感蓮花」與「乙太體」的描述，我們方能覺知自身超感官本質的現實。

如果缺少對於超感官本質的自覺，就貿然踏入超感官國度，就好比在物質世界中能夠感受到周遭的事物與現象，卻不知道自己身在何處，也如同在物質世界透過肉身感覺產生自我意識一般。而透過「乙太體」與「靈魂體」感知自身的超感官形體，方可使我們在超感官國度中建立起自我意識。

後記

亞瑟・札恩

二十世紀的最初十年間，迎來了科學、藝術與靈性生活領域的重大進展。在此期間，魯道夫・史代納試圖闡述現代靈修實踐的重要性，也就是透過當代生命思潮，來孕育個人與社群所需的真知洞見，以填補當代眾人在現實生活與個人心靈層面的空洞。

在追尋自我發展的路上，導師只能就自己所了解或精熟的道理提供指引，這點也是魯道夫・史代納的寫照。

魯道夫・史代納大學時期在奧地利接受自然科學與哲學訓練，並且身兼學者與編輯的身分，基於這身素養，他培養出極具深度又透徹的冥思生涯。

魯道夫年幼時便親身經歷過超感官體驗，但經過多年的內修訓練後，才真正覺得自己打下了穩固的基礎，爾後開創了「人智學」，或者可稱為「靈性的科學」，也直至此時，他的靈性發展才臻至成熟，得以將靈性研究的成果與公眾分享。

自四十歲時的一九〇一年開始，一直到一九二五年逝世為止，魯道夫・史代納將內修成果透過講課、文章與書籍著作推廣。《秘修學徒的高等靈性修練法門》最初於一九〇九年以書籍型態問世，而即便內容已然完善，魯道夫仍將初版視為更廣泛主體的一環，在第二部中不僅增加了靜心冥思精要，也納入有助於發展冥思生涯的訣竅。然而，縱使第二部著作並未以期望中的樣貌問世，卻催生出無數的課程、論文與論述冥思的詩篇，也提供了個人諮商，並設立秘修學校。換言之，魯道夫・史代納致力確保有志靈修者的發展，不僅提供個人與團體方面的支援，同時也採行使學徒自在發展的指導方針。

自在發展是《秘修學徒的高等靈性修練法門》的核心基調。在第一章中，魯道夫・史代納謹慎引導讀者學習堅定靈魂的一系列課程，同時讓靈魂自在地迎接新的體驗。

接著，魯道夫將冥思者內在所發生轉變的特質與自我發展建立聯繫，也描述了學徒在漫長路上所可能經歷的內在體驗。讀完本書後，讀者不僅能了解與冥思相關的練習與道德訓諭，也能明白所得的結果何在。

本書將鍛鍊的方法與成果並陳，初期先徹底明白冥思的效果，我們方能自由選擇是否著手採取靈修訓練。魯道夫・史代納將此視為當代靈性發展的條件，也就是重視個人在不同階段都有自由決斷的權利。

早期，靈性知識學徒密切依循啟蒙之路前人所提供的指引而行，以往的崇高傳統總要求學徒潛心遵守宗師或大師的指令，但時至今日，如此卑屈的階級互動已然不妥。縱使導師仍然存在，但學徒與導師間的互動，應立基於相互尊重與自在相處。導師縱可提供忠告，但學徒最終必須自行判斷是否要接受建言，又該如何付諸實行。然而，學徒必將遭遇這個問題，「我應該如何決定自己的冥思之道？」

魯道夫・史代納在本書序言中對此提出重要建言。學徒在經過特定鍛鍊一段時間後，便可感受鍛鍊對於靈魂所造成的影響。因此，從一開始就必須訓練對於靈魂健康的敏銳度，藉此察覺鍛鍊所帶來的益處或害處。從魯道夫・史代納所提供的諸多建言中，學徒可以自行選擇是否納為己用，藉此根據自身所獲得的感受，塑造出屬於自己的冥思修行法則，從而改善自身顯見的缺點，並使靈魂生命中紊亂不堪的環節臻於和諧。

雖然魯道夫・史代納並未針對個人提出自我精修的建議，但他強調**「與客觀的靈性世界建立全然直接的聯繫，比起與導師本身人格之間的關連更加重要」**。再者，他也保證學徒在真正需要幫助時，必然能夠尋得協助，此助力可能以書面或口頭傳授的形式迎來，也或許獲益於走在靈修之路上的良師益友。現在，我們如同向宗師求道一般，與彼此互相學習，藉由共享的研究與努力，我們當能獲得新的思維與感受。

如此轉變的過程，使我們成為冥思社群的一分子。在魯道夫・史代納早期生涯中，他不只公開授課，也會私下指導一部分嚴謹的學徒。在一九二三年，「人智學會」再次成立後，這個小圈子換上新的面貌：靈性科學高級班。已經熟悉史代納的人智學課程，並且準備加入人智學社群採行更嚴謹冥思生涯的人，都能申請加入高級班。魯道夫・史代納傳授他們特別的課程，以啟蒙的型態，使學徒得以跨越靈性世界的臨界線。因此，他不僅提供文字教材，更建立了靜心冥思互助團體。

《秘修學徒的高等靈性修練法門》提供邁向內在生命與內修訓練的指引，使我們獲得徹底的療癒與轉變。以下我將更詳細探討本書內容。

要讓人開始練習冥思，可以有許多原因，但每位學徒最初都必須穿過「謙卑之門」。我們可能因為苦難、損失或哀傷，而尋求內在生命的慰藉。當然，動機沒有對錯，而能夠幫助我們通過個人考驗的技巧也確實存在。然而，內在修練的每一步都有其對應的外在姿態。藉由他人的前車之鑑，我們保護自己不陷入自私的漩渦之中。要戰勝自己的苦難，不是將自己抽離這個世界，而是藉由暫時退避以整裝待發，這是實踐謙卑的一環。

在修行路上的每個階段，從初次嘗試冥思，一直到獲得闡明體驗，都必須保有同樣的無私心。**致力修持無私心，才能為自我的靈性發展（無論是關乎平息自己的怒氣，或是睜開能顯露萬物靈性面向的靈魂之眼）奠定道德基礎**。

我們的進展必然有其助益。如果有什麼是魯道夫・史代納要特別強調的，應當是以下這一點：

「我們不該誤以為鍛鍊洞察力能使自己勝過其他同胞，這並不是主要的目的。若要獲得任何進展，決不可以自利為出發點，而必須以造福他人為動機。有失道德的利己主義，在靈性世界絕無容身之地。靈性的指引無法使人滿足一己之私。我們只有發願為整體世界奉獻，才能有所得，也只有為他人謀福利，才能夠造福自己。」（參照《論馬可福音緣起》第十八頁）

「謙卑之門」為我們的努力蓋上印記，表彰值得萬物崇敬的價值，也代表了我們致力追求真理與奉獻。這些無處不構成靈魂在冥思生活中的心性。如果我們能修持此心，便已然在冥思生涯的路上邁開了一大步。

確實的靈修鍛鍊總是先從道德發展開始，這點在佛教、基督教的神秘傳統，以及在人智學上來說皆是如此。為恪守此則，本書開頭便致力灌輸我們，冥思背後的靈魂宗旨，就是無私的大愛。

秘修訓練的目標從來就不是為了個人利益，才來累積精神財富。假如只為利己，則將無任何成就。每一次的努力與成就，都必須以造福他人為依歸。一旦建立無私大愛的心性環境，便可於其中展開冥思訓練。

本書第一章即如同全書的縮影，將靈修的道路濃縮在短短數十頁的篇幅之中。從打造冥思鍛鍊的道德基礎開始，一路探討至靈魂的關注，以及協調與療癒。由此達成的平和境界，使我們得以揭開高等的自我，進而從個人物質轉向我們身邊的宇宙靈性現實。

爾後，如同其他著作一般，從準備階段、闡明階段，一直到啟蒙階段，魯道夫・史代納都提供我們大量的額外細節。儘管如此，如果希望能完全貫徹史代納的建言，最好的做法仍是不斷探究本書的第一章，也就是將不同靈修階段濃縮於其中的首要章節。

一旦我們對崇高的萬物與奉獻心，建立起懷抱敬意的核心價值觀，便已準備好展開靈魂的修持。我們抽出時間鍛鍊特定的課題，於此過程中，透過鍛鍊深刻精進內在本質、解開天命中纏繞的死結，也將平息生命中的騷亂。

在冥思中內觀時，我們時常會對日常生活中的麻煩與危機而感到困擾，甚至瀕臨崩潰。因此，我將第一項任務稱為「靈魂保健」（soul hygiene）。於此，我們暫且撇開對高等知識的追尋，單純努力於修得平靜與自我掌控的能力，以迎接自我精修的階段。這項課題可以從回顧以往開始，如回想個人過去的艱難體驗，透過此平靜的反思，我們逐漸能夠區別過去所經歷重要與不重要的體驗，並且從更高層次、更沉著的觀點，來看待問題或疑難。如此，以往使我們躁動不已的事物，如今皆能以沉穩的內心來面對。

經過這番鍛鍊，我們的內在生命便不再擺盪於極端之間，而是在沉著的心境中察覺「高等自我」逐漸露臉。此刻的體驗得以匯集學徒的內在與外在生命。在首次成功化解生命中的打擊力道後，即便成果甚小，也已經能感覺到內在使我們得以立足的穩固立場。一次又一次地，我們需要步出每天的工作節奏，並打造專屬於自己的時間來進行冥思。正如同其他練習一般，關鍵在於反覆鍛鍊。即便在初期獲得成功，仍然要不斷回歸對精神平靜與潔淨氛圍敞開大門的高等境界。

我們不需恐懼在達到此境界後，會與人生脫節或疏遠。由於已經將個人的熱情擱置一旁，因此得以更深刻地來看待人生，並開始學習只有憐憫之心才能帶來的教誨。即便重要得非常，但前述關於懷抱敬意以及「靈魂保健」的課題，卻仍只構成冥思生活的初步階段，還有更多課題必須納入。

更清楚地說，**此等基本鍛鍊的目的，在於培養敬畏之心、賦予靈魂平靜，並催生出高等自我，而後續的鍛鍊則主要在塑造其他的靈魂能力，使我們能從獨善其身，進步深化為兼善天下。**

關於此第二階段冥思的鍛鍊課題，將使一切個人特質消失。在沉思一段適當的詩文、咒語或一幅圖像時，冥思者將從個人的難題轉移至永恆層面的問題。關於適合冥思的主題，可以由導師給予特定建議，或是從內修宗師過去所留下的珍貴體悟中選擇。以此等素材進行鍛鍊，好比將視線從腳下的地面拉升至無邊無際的地平線，我們得以感覺到周遭浮現出「靜寂思維所活躍的世界」。如此生氣盎然、清晰透徹，又盤旋不止的流動，將帶領我們進入其富有創造力的輝煌境界。

世界的智慧閃耀光芒，有如川流不息的思維，這就是精神體驗的開端，也是理性的體驗。我們感受到神性的碰觸，即便最初的觸感既輕柔又無法捉摸。在洞見與體驗融合之前，我們需要經過諸多體驗，更要面對數不盡的考驗，這好比初生的嬰兒進入奇特又美麗的世界，我們必須成長茁壯，必須使印象與理解力統合為一，才能使意義升起。印象與思維，皆必須從世俗層面提升至神性層面。

無論我們是剛開始閱讀或已經讀完本書，魯道夫・史代納的其他著作與課程已將本書主題朝四面八方延伸拓展。舉例而言，在一九一一年十二月二十七日的課程中，魯道夫・史代納即闡述了修成尊敬心的方法，也就是本書第一章所提及，使往後一切修持成為可能的基礎。

在此之前，原本只將靈魂描述為單一心性的說法，魯道夫・史代納如今已經將其區分為四個階段。他也曾在其他場合講述「敬畏心的使命」。在史代納著作中，信手拈來都是值得我們畢生實踐的道理。

的確，靈性課題並沒有終點可言，而是藉由不斷的實踐，使我們益發深入內修，不僅提供使個人心靈重生的泉源，更是使全世界步上正軌的基礎。透過潛心擁抱冥思生活，我們逐漸走過內在體驗的界域，藉此使靈魂轉化為美麗、無私的器官，以共同追求佛祖與基督所教示的救贖。事實上，《秘修學徒的高等靈性修練法門》一書的整體框架構築於謙遜與憐憫的教誨之上，自開頭即囑咐我們，要在謙遜的意象下展開冥思生活，也在書末談到，當我們佇立在大守護者面前，必須立下廣發悲憫的誓言。

至今你僅是為了解放自己而努力，但如今你已然解脫，也該幫助你在感官世界的同胞獲得解放。過去，你作為獨立個體而奮鬥，現在，你必須為全體而奉獻，藉此，你不僅能使自己進入超感官國度，更能擴及感官世界所存在的萬物。

因此，即便我們已經過徹底的啟蒙，也沒有所謂修行告一段落這件事，而是必須繼續關注他人，乃至於地球萬物的需求。全書中深刻蘊含的基督教與菩薩精神也是鍛鍊課題所教示的環節之一，是整體修行的一部分。

魯道夫・史代納在本書中提出許多練習方法，目的在於使靈魂準備接受與感覺生活中相差甚遠的挑戰。其中最重要者，是培養在超感官世界中達到健全與均衡生命所必需的六大靈魂特質。這些特質之所以重要，原因在於，當靈修者跨過界線進入靈性世界後，源自於感官世界的許多助力都會消失。因此，在初期強化個人的內在資源以及靈魂的安定尤其關鍵。史代納提供六種「附加訓練」，無論是否曾進行其他冥思鍛鍊的學徒都可以實行，藉此建立必要的內在均衡。

而忽視附加訓練是很危險的，史代納也因此警告我們，「如果生命不受這些條件所調節，則所有冥思、專注或其他鍛鍊都毫無價值，甚至會在某種程度上顯得有害。」（參照《秘修發展》第一百零二頁）

這六種條件分別是以下能力的發展：**清晰的思想**、**掌握意志**、**平靜的感受**、**正向思維**、**開放的心態**，**以及建立上述五者的和諧**，而學徒就從最簡單的方式開始著手。

例如，要強化清晰的思想，可以全心想著某種常見的物體（如圖釘、鉛筆或其他用具）五至十分鐘，並且不可分心，避免任何與心中物體沒有直接關連的想法升起。過程中，我們的心思會不斷飄向其他地方，此時就必須反覆將注意力轉回當下的目標。

漸漸地，我們開始能控制自己的注意力，原本在不同物體間飛躍的心思將趨於穩定，更能受到我們所掌控。其他五種鍛鍊也可以分別實行一個月，也記得要透過最簡單的方法，逐一施行。

隨著懇切地依循類似的準備課題，即可培養使我們成功獲得超感官體驗的靈魂能力。這些初期體驗有什麼特色？雖然每個人的修行道路都是獨一無二，但有些特性能夠幫助我們，尤其是錯誤的期待，往往使我們忽略真正的靈性體驗。

我們時常誤以為靈性體驗會以視覺或幻覺的方式顯現，但真切的靈性體驗並不會如此，縱然可能會有視覺體驗，但更正確地說，應該是屬於自我的體現，而不是出於高等境界，這對於建立與高等境界的聯繫來說相當重要。在書中許多段落，史代納要我們把重心從靈媒般的幻覺體驗轉移至較細微卻可靠的精神意象。例如，他寫道：

「其中最嚴重的錯誤，便是誤解靈性科學中關於靈魂國度的體驗，從而使之與迷信、幻夢、靈媒，以及人類追求精神慰藉的偏差行為歸於同類。」

重點不在於視覺景象，史代納指出，關鍵在於修練能有所迴響，同時又有紀律的感受生命。我們不應試圖以眼睛「觀察」靈性世界，而要注意伴隨冥思產生的內在感受。關於靈性意象，史代納說明為：

「我們必須透過持續的活動，讓靈魂中所交織的圖像自然發展成透明輪廓。事實上，我們將不再能夠『看見』它們，只能感受到它們活躍於靈魂之中，並藉由它們感知超感官現實的物質。」（《靈性世界的門檻》第一百七十頁）

即使在寫到色彩時，史代納也謹慎地指出，真正的靈性洞察者眼中的不同顏色都代表著特定事物，也就是「在靈魂體驗中所看見的顏色，僅代表其所帶來的感受，與在感官體驗中看見特定顏色時相同」。相反的，宣稱自己體驗到「與感官世界相同顏色」的人稱不上靈性學徒，只是抱持空想或幻想的人。靈性世界並非物質感官世界那飄渺朦朧的複製品，而是以不甚相同的形態顯現在經過強化的感官能力之前。

史代納時常以回憶來解釋感官體驗與超感官體驗之間的差異。對肉眼而言，感官世界的物體以特定形貌出現，但我們對於相同體驗的記憶，與最初的感官體驗並不一樣，一如孩提時代的記憶或許鮮明生動，可是與實際經驗卻相去甚遠。超感官體驗就如同回憶，差別在於那並非過去實際的經歷，而是靈魂與靈性在當下世界中的體驗。

舉例而言，隨著我們持續鍛鍊，將能為靈魂建立平靜的坦率性格，由此形塑成特定的心性。也許有人正如第二章所說，在鍛鍊時兩手分別拿著兩棵植物，一棵正冒出嫩芽，另一棵逐漸凋零。新生命的體驗帶來明確的感受，雖然細微卻客觀實在，而凋零植物帶來的體驗也一樣，兩者都產生了「明確的感受」，也就是帶有特定形狀或形體而生起的感受。

我們該留意的便是這種清晰的感受，藉此，將使我們的感受生命逐漸鍛鍊精熟，讓我們周遭與內在世界的靈魂感受構築出一片宇宙，並且在體內漸露光明。對某些人而言，這些感受會喚起帶有明確顏色的景象，某些人卻不會。但無論如何，重點都不在於景象本身（通常只是感官世界的倒影），而在於由此綻放的「具有形體的感受」，只有後者能帶領我們邁向更深遠的靈性存在。以此方式，本書提供學徒條理分明的修行之路，藉此培養感受生命，使我們得以真正了解探尋真切知識的基礎。

為了朝此目標更加精進，魯道夫・史代納建議學徒透過礦物、植物與動物界，乃至於人類體驗的方法進行內修。在每個階段，靈魂體驗的範疇都會有所擴張，也會在過程中形成意味深長又可信的內在語言。

首先，超感官體驗時常以簡單的遭遇表現，而且倏忽即逝，平凡的記憶力根本不足以刻劃入心。然而，只要我們持續冥思，便能注意到內在生命的諸多變化，並經由直接體驗了解強而有力的靈性現實。例如，我們的夢境生命，以往皆是渾沌一片或取決於白天所經歷的事件，如今逐漸以條理分明的脈絡顯現。當我們清醒時，方能察覺與睡眠狀態有所關連的不同特質，因為靈性形體的發展受到冥思活動所影響，自然能使夢境生命有所轉變。

在睡眠中，當感官世界的刺激平息，精神層面最初的清晰意象自當浮現。我們必須將此等體驗視為暫時現象，並不可過早加以解讀，沉思之人還必須經過許多階段，才能獲得可靠的靈性洞見。然而，每當我們前行一步，我們與世界之間的靈性連結也將越來越穩固。

本書中的靈修之路並非只能從同一起點循序漸進的線性進行，每個人都會找到自己獨特的修行方式與步調，遭遇自己專屬的考驗，並挖掘出他人所沒有的發現。魯道夫・史代納所給予的建議，皆依照不同對象加以調校。

對科學家與學者團體授課時，他建議大家先從思想開始著手鍛鍊；對斯堪的那維亞社群授課時，他闡述了透過顏色與音調感知內在心性，再進一步觸及乙太體世界的修行方法；對於醫生、教師與牧師，他則提供特殊的持咒練習方法。

當我們走進大教堂，首先會來到中殿，接著便可能尋著路線前往供奉特定聖徒的小堂。同樣的，當我們踏上冥思之路，也許很快便能找到符合自身需求的鍛鍊方向。

然而，有一種超越所有靈修實踐法則的架構，其形式取決於當代人類的需求。每個文化與時代都有與神性建立聯繫的獨到手段，從薩滿擊鼓到瑜伽、從汗舍（sweat lodge）儀式到禱告、從迷幻劑到苦行主義，我們知道現今的儀式是經由演變而來。對當今的年代以及對我而言，該怎麼做才恰當？

在魯道夫・史代納撰寫本書時，靈修實踐的風潮才剛剛盛行，重點尤其是以歐洲人在亞洲所發現的那些。我們如何了解本書與其他經典所描述靈修方法（如採行呼吸鍛鍊法）之間的關連？對此，魯道夫・史代納寫道：

「《秘修學徒的高等靈性修練法門》一書中所描述的所有鍛鍊課題，對於西方民族來說，存在著靈性關連，而東方民族則追求將呼吸的節奏納入修行之中。倘若我們的思想與呼吸具有相同節奏，那我們將可揭露宇宙中的諸多奧秘。」（《唯物主義之業》第三十六頁）

換言之，魯道夫・史代納將古老呼吸鍛鍊法的呼吸作用融入認知、眼觀及反射的運作中。在追求知識時，同樣經歷內在世界與外在世界的交換過程。為了認識宇宙，我們會同時經歷接納與排斥，如同史代納所說：我們呼吸著光。因此，**認知實踐是一種瑜伽，差別在於我們不是呼吸空氣，而是透過所有感官呼吸著光元素**。

對於魯道夫・史代納所描述靈性道路與其他傳統方法之間的關連，這是一種解套方法。另一種則圍繞著基督教的事件，也就是「各各他聖禮」（Mystery of Golgotha）與其對冥思生活的意義。的確，也只有藉此事件背景，才能理解魯道夫・史代納所付出的心力。他總是透過不言而喻的方式，從透過基督的功績而流入世界進化過程的力量中尋求解放。《秘修學徒的高等靈性修練法門》一書亦不例外。

最後，魯道夫・史代納認為打造符合二十世紀西方文明需求的靈修方法是自己的使命。科學與科技發展深刻地塑造了我們的時代，而魯道夫・史代納本人在投入哲學與文學領域前，曾接受過科學家與工程師的培訓。他的靈性之路反映出了他的努力，無外乎是為了滿足當代靈魂的期望，並尊敬人類對於自由以及清晰、澄明的靈性知識所懷抱的需求，使我們得以將靈性知識善用於醫療、教育或農牧用途。

對東方靈修之道以及個人靈修實踐的多樣化可能性抱持著深切敬意，魯道夫・史代納希望建構安全、穩當的靈修法門，同時兼顧深刻的基督教與當代精神，鋪出一條通往大愛奉獻，並發掘我們所能獲取最深切真理的道路。

魯道夫・史代納曾經將人智學稱為「接通人類靈性及宇宙靈性的道路」，《秘修學徒的高等靈性修練法門》正是引導我們踏上這條靈性大道的第一本指南書，而我們也將在需要之時迎來更多指引。

New life
19

New life

19